ESSAI HISTORIQUE

SUR

LES INDICES DU DÉBUT

DE LA

TUBERCULOSE PULMONAIRE

PAR

Le Dr Léon QUIDET

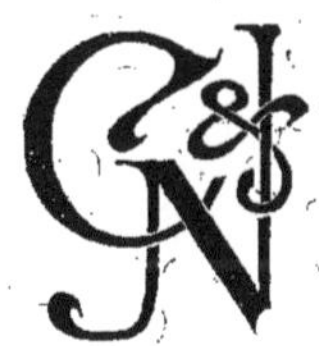

PARIS
GEORGES CARRÉ ET C. NAUD, ÉDITEURS
3, RUE RACINE, 3

1898

ESSAI HISTORIQUE

SUR

LES INDICES DU DÉBUT

DE LA

TUBERCULOSE PULMONAIRE

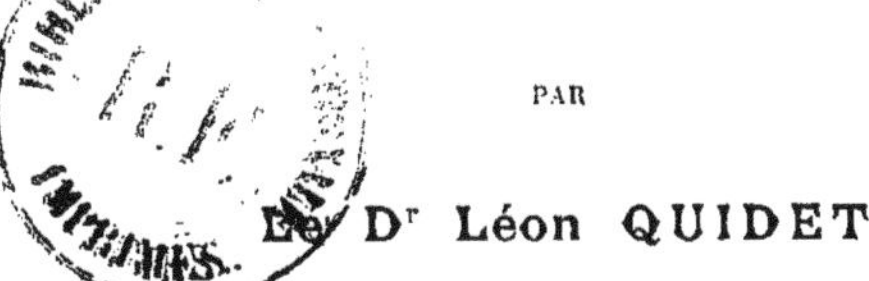

PAR

Le Dr Léon QUIDET

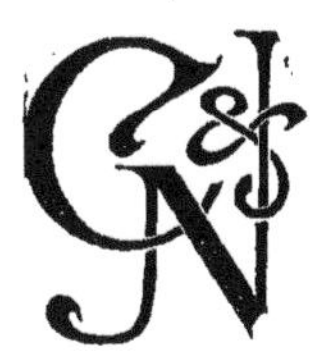

PARIS

Georges CARRÉ et C. NAUD, Éditeurs

3, rue racine, 3

—

1898

A LA MÉMOIRE VÉNÉRÉE

DE MON PÈRE

ET DE MA MÈRE

A MON PRÉSIDENT DE THÈSE
MON EXCELLENT MAITRE

MONSIEUR LE PROFESSEUR POTAIN

MEMBRE DE L'INSTITUT
COMMANDEUR DE LA LÉGION D'HONNEUR

Hommage de ma profonde reconnaissance.

A MON CHER MAITRE

MONSIEUR LE PROFESSEUR G. POUCHET

MEMBRE DE L'ACADÉMIE DE MÉDECINE
CHEVALIER DE LA LÉGION D'HONNEUR

Témoignage de ma respectueuse gratitude.

A L'INSPIRATEUR DE CETTE THÈSE

MONSIEUR LE DOCTEUR LEUDET

ANCIEN PRÉSIDENT DE LA SOCIÉTÉ DE MÉDECINE DE PARIS
PRÉSIDENT DE LA SOCIÉTÉ D'HYDROLOGIE MÉDICALE
MÉDECIN AUX EAUX-BONNES
CHEVALIER DE LA LÉGION D'HONNEUR

En souvenir de sa précieuse collaboration.

INTRODUCTION

C'est presque un lieu commun de répéter que la tuberculose pulmonaire est « la plus intéressante et la plus universelle des maladies chroniques » (Pidoux).

C'est peut-être aussi l'une de celles que nous connaissons le mieux à l'heure actuelle, et dont le cadre nosologique soit le plus complètement tracé.

Rien n'y manque, en effet :

Nous en connaissons parfaitement la nature, grâce à l'étude expérimentale qu'en fit Villemin (1865), que d'autres reprirent après lui avec un égal succès.

La mémorable découverte de Koch (1882) nous en révéla l'agent pathogène.

Et, bien avant eux, Laënnec en avait retracé la symptomatologie avec une telle justesse de vues, une si merveilleuse précision ; il en avait décrit les lésions avec une si étonnante intuition des découvertes futures que « nous n'avons qu'à nous incliner devant l'œuvre impérissable de cet homme de génie » (Dieulafoy) (1).

Avant lui Bayle, après lui Andral, Louis, Bouillaud, Cruveilhier, Trousseau, Pidoux, cette pléïade de cliniciens consommés dont les œuvres enrichirent glorieusement la littérature médicale française, firent également l'étude de la tuberculose pulmonaire.

---

(1) Dieulafoy. Manuel de Pathologie interne, 10e édition, t. I, p. 265.

De nos jours, la question a été reprise et mise au point par d'éminents maîtres, en tête desquels il faut citer le nom de M. le Professeur Grancher, qui s'est particulièrement occupé de la stéthoscopie de la tuberculose pulmonaire au début.

Aussi peut-il paraître téméraire d'aborder aujourd'hui l'étude d'un sujet que des travaux aussi nombreux que remarquables semblent avoir fouillé jusqu'en ses infimes détails.

Que reste-t-il à glaner dans le champ où tant d'illustres maîtres ont fait une moisson si complète et si féconde ?

Assurément si peu de chose que nous ne saurions émettre l'étrange prétention d'ajouter de nouvelles notions à celles qui existent déjà.

Notre ambition est infiniment plus modeste, et notre travail n'a eu pour but que de rechercher si, de l'ensemble de nos connaissances cliniques, il était possible de dégager les *modalités cliniques* les plus fréquentes *du début* de la tuberculose pulmonaire chronique.

C'est en cela seulement que notre travail peut espérer, à défaut d'autres, le mérite d'une certaine originalité, car, à l'exclusion d'un auteur anglais cité par M. Grancher (1), Williams, qui décrivit les différentes formes cliniques du début de la tuberculose, nous ne croyons pas que la question ait été déjà traitée suivant le plan que nous avons choisi.

Partisan des idées de Broussais, Williams rangeait en deux classes les variétés cliniques et pathologiques de phtisies : *a.* phtisies d'origine inflammatoire ; *b.* phtisies d'origine constitutionnelle. Se basant uniquement sur la nature de l'expectoration ou des dégénérescences anatomo-pathologiques, il décrivait: la Phtisie fibroïde ; la P. suppurative ; la pneumonie chronique ; la pneumonie scrofuleuse ; la P. catarrhale, albumineuse, hémorrhagique ; la P. asthmatique ; la P. scrofuleuse ; la tuberculose aiguë, la tuberculose chronique (2).

---

(1) Grancher. Maladies de l'appareil respiratoire, 1890, p. 133.
(2) Williams. Pulmonary Consumption. Londres, 1871, p. 182.

Or, Williams publiait son ouvrage en 1871, et les découvertes scientifiques ont, depuis cette époque, singulièrement modifié nos connaissances en matière de tuberculose.

Il nous a semblé intéressant d'entreprendre, en regard des données actuelles de la microbiologie et de la pathologie expérimentale, l'étude des modalités cliniques les plus habituelles de la tuberculose pulmonaire.

Nous n'envisageons, bien entendu, que la forme chronique de la maladie, laissant complètement de côté ce qui se rapporte à la phtisie aiguë ou à la phtisie pneumonique.

Nous nous sommes efforcé de n'édifier en général notre conviction qu'en l'appuyant de notions cliniques empruntées à des maîtres comme Laënnec, Andral, Bouillaud, Louis, Cruveilher, Trousseau, etc.

Ce sont les citations puisées dans leurs œuvres qui constituent en majeure partie notre documentation : ceci explique le titre de notre travail.

Nous avons entrepris, pour justifier notre manière de voir, de rechercher les points de contact entre l'opinion de ces profonds observateurs et les doctrines modernes basées sur les découvertes scientifiques récentes : nous en avons trouvé de nombreux; nous avons même été surpris, parfois, de rencontrer une similitude d'idées si nettement accusée, qu'elle serait étonnante, si l'on ne savait jusqu'à quel point ces maîtres étaient doués d'un sens clinique d'une perfection telle que leurs œuvres demeureront longtemps encore la source de documents d'une extraordinaire valeur.

C'est à un praticien, — auquel trente-huit années d'exercice aux Eaux-Bonnes donnent une expérience approfondie, — c'est à M. le Docteur Leudet, en qui nous avons toujours trouvé durant notre vie d'étudiant le plus bienveillant et le meilleur des conseillers, que nous devons l'heureuse inspiration de notre sujet de thèse; avec une incomparable bonne grâce, il a bien voulu diriger nos efforts en s'y associant, et nous lui sommes assurément redevable du meilleur de notre travail.

Nous acquittons faiblement ici une pieuse dette de reconnaissance en unissant dans une même pensée de gratitude émue les noms de ceux qui prodiguèrent leurs soins précieux à nos Chers Disparus, et sous les auspices desquels nous avons l'avantage de présenter aujourd'hui ce modeste travail.

M. le Professeur Potain, qui nous fit, il y a trois ans, l'honneur de nous accepter comme stagiaire dans son service, a bien voulu nous réserver aujourd'hui celui plus grand encore d'accepter la présidence de cette thèse; mais longtemps avant de compter parmi ses élèves, nous avions été à même, dans une pénible circonstance, d'apprécier personnellement son extrême bienveillance.

En des heures douloureuses déjà lointaines, mais dont le souvenir demeure indélébile dans notre mémoire, M. le Docteur Leudet nous a donné maintes preuves de son dévouement absolu et de son affectueuse sympathie.

Nous saisissons avec empressement l'occasion qui s'offre à nous de les remercier du fond du cœur, et nous sommes heureux d'adresser à M. le Professeur Potain ainsi qu'à M. le Docteur Leudet l'hommage public de notre inaltérable reconnaissance et le témoignage de notre profonde vénération.

Nous adressons également l'expression de notre gratitude à tous les Maîtres de la Médecine dont l'enseignement nous fut si profitable :

Tout particulièrement à M. le Professeur G. Pouchet, dans le laboratoire duquel nous avons trouvé un accueil inoubliable, et dont les avis éclairés autant que bienveillants nous ont été bien précieux ;

MM. les Professeurs Tillaux et Duplay ;

le regretté Professeur Straus, les regrettés Docteurs Desnos et C. Paul, et M. le Docteur Porak.

Que MM. les Docteurs Cazin et Teissier reçoivent ici nos affectueux remerciements pour les conseils si amicaux dont ils ont bien voulu guider nos études.

CONSIDÉRATIONS DE PHTISIOLOGIE GÉNÉRALE

BACILLE DE KOCH ET TUBERCULOSE. PART PRÉPONDÉRANTE DE L'ORGANISME DANS L'ÉVOLUTION DE LA MALADIE.

Les modalités cliniques de la tuberculose pulmonaire nous apparaissent sous la dépendance directe des conditions pathogéniques qui président à son éclosion.

Ces conditions pathogéniques sont tout individuelles, c'est-à-dire, dues *aux réactions diverses* que présentera l'organisme du sujet vis-à-vis de *la cause unique* de la maladie, qui est le bacille.

Le degré de virulence de la bactérie joue également un rôle considérable, dont il faut légitimement tenir compte ; et il serait à désirer que nous fussions exactement renseignés sur les circonstances qui modifient ce degré de virulence, qu'il est déjà difficile de déterminer et d'apprécier d'une façon précise.

Nous partons d'une notion incontestablement acquise à la science ; l'existence d'un agent pathogène parfaitement connu et défini : *le bacille de Koch*, cause essentielle, nécessaire et unique de la tuberculose : *sans bacille de Koch, point de tuberculose.*

Mais l'unité de nature et de cause de la tuberculose n'implique en aucune façon l'unité des *conditions pathogéniques* qui président à son éclosion.

« N'oublions pas que, chez le tuberculeux, deux causes sont en présence : l'une qui *pousse à l'uniformité*, c'est la bactérie ; l'autre qui *tend à la diversité*, c'est l'organisme.

A l'encontre des maladies zymotiques, ses congénères, la

tuberculose ne présente aucune fixité dans ses origines, aucune régularité dans son évolution; la marche cyclique des affections virulentes lui est inconnue.

Dans la rougeole et dans la scarlatine, dans la syphilis, le virus annihile l'organisme ; il lui donne une vie nouvelle et transitoire dont tous les actes sont empreints de cette fatalité qui paraît être l'attribut principal des fermentations microbiennes. Aussi ne rencontre-t-il pas de terrain réfractaire, ou n'en rencontre-t-il que rarement; tout individu qui l'absorbe est contaminé.

Dans la tuberculose du poumon, il n'en est pas ainsi ; l'organisme garde son autonomie ; le terrain résiste à la force génératrice de la graine ; c'est lui qui consent ou qui ne consent pas à l'invasion du microbe ; c'est lui qui détermine les conditions de la lutte, qui les varie à l'infini et qui impose au ferment morbide ses lois physiologiques ou pathologiques ». (1)

En fait de tuberculose on observe plus que partout ailleurs la vérité de ce principe jadis énoncé par Peter : « Chacun fait sa maladie ».

Ceci suffit à nous expliquer pourquoi les faits cliniques ne se trouvent qu'imparfaitement reproduits dans le laboratoire, où nous ne pouvons réunir au complet les facteurs multiples qui entrent en jeu dans la lutte entre le bacille et l'organisme humain; il est vrai que le physiologiste rencontre aussi bien des irrégularités dans l'organisme des animaux, mais il cherche à les éliminer le plus qu'il peut.

Il est évident que, dans son début, dans sa marche comme dans ses terminaisons, la tuberculose humaine ne ressemble guère à la tuberculose du laboratoire.

« Ne cherchez pas dans l'observation des phtisiques la fixité des traits de la maladie expérimentale.

« Chez nos malades, la nuance dans les signes, l'indécision dans la marche, la variabilité dans les terminaisons sont la règle.

---

(1) Leudet. Phtisie pulmonaire et bacille tuberculeux, 1893, p. 6.

« A l'encontre du physiologiste, qui, maître de la cause et la maniant à son gré, la fait pénétrer dans des organismes asservis dont les résistances sont brisées, dont les aptitudes physiologiques ou pathologiques ne comptent pas, qui ne voit et n'étudie en réalité que la puissance d'un poison qu'il espère atténuer ou vaincre, nous sommes, nous médecins, les simples témoins d'une lutte que nous n'avons pas provoquée. La force de l'assaillant comme la qualité de l'assailli ne sont pas notre œuvre. Nous devons démêler, dans les diversités et dans les irrégularités du drame qui se déroule sous nos yeux, les éléments d'information propres à fixer notre pronostic et notre traitement » (1).

Nous sommes naturellement conduit à examiner la valeur comparative des faits cliniques et des faits expérimentaux au point de vue des origines de la tuberculose.

« Le malade ne remplit aucune des conditions réalisées par le physiologiste dans son laboratoire.

« Comment rapprocher la contagion de mari à femme ou de mère à fille, de la contagion provoquée par l'expérimentateur qui pulvérise des crachats tuberculeux dans la cage d'un cobaye ou d'un lapin ?

« Comment établir une similitude causale entre une piqûre anatomique, si rarement infectieuse, et une inoculation expérimentale si fatalement virulente ?

« Non ; le tubercule clinique et le tubercule expérimental ne se ressemblent pas ; causes et effets, conditions de la graine et conditions du terrain, tout les sépare ; ils n'ont de commun que l'infiniment petit qui les caractérise. Ils concluent tous deux à la même *lésion* cellulo-bacillaire ; ils n'aboutissent pas à la même *maladie*.

« Si le laboratoire fait de la tuberculose, il ne fait pas de phtisie » (2).

---

(1) Leudet. Considérations sur le traitement du tuberculeux pulmonaire, 1896, p. 5.

(2) Leudet. Phtisie pulmonaire et bacille tuberculeux, 1893, p. 8.

« Au laboratoire, le ferment tuberculeux, la graine génératrice est tout ou à peu près tout. Le bacille pénètre, à notre volonté, dans tous les organismes ; c'est affaire de dose : l'animal réfractaire à telle quantité de virus ne l'est plus à telle autre. Nous forçons les terrains les plus rebelles à obéir à la seule puissance de l'agent phtisiogène. L'organisme n'est plus rien, ou du moins son rôle est passif; il reçoit une semence contre laquelle il cesse de pouvoir lutter, tant elle lui est fournie avec excès.

« Chez l'homme, les choses ne se passent pas de la sorte. Pour que le microbe spécifique envahisse un poumon, pour qu'il s'y greffe et qu'il s'y propage, il faut — et sur ce point, contagionnistes et non contagionnistes sont d'accord, — il faut que ce poumon soit en état de réceptivité morbide : autrement dit, le bacille de Koch ne s'implante que sur les organismes *déchus*.

« La phtisie n'en reste pas moins une maladie transmissible de par la virulence séminale de sa cause ; mais le rôle pathogène de la bactérie tuberculeuse se trouve singulièrement amoindri, et la prédisposition individuelle reprend, dans l'ordre étiologique, le rang qu'elle doit légitimement occuper. C'est elle qui fait les *candidats* ou les *réfractaires* à la phtisie » (1).

« Plus on avance dans l'étude de la tuberculose pulmonaire, écrivait Pidoux en 1874, plus on voit que si le tubercule est simple quand on l'étudie à l'état abstrait, la tuberculisation, ou l'ensemble des actions morbides et des lésions qui accompagnent l'évolution des tubercules est complexe, multiple, diverse, et présente une maladie pleine de transitions, de nuances, d'inflammations à tous les degrés et de produits inflammatoires aigus et chroniques de toutes les formes ; une maladie bien différente, enfin, de celle que nous donnent les anatomopathologistes pour qui le tubercule est une production une,

---

(1) Leudet. Note pour servir à l'étude étiologique de la phtisie pulmonaire. 1889. p. 19.

définie, immuable comme la pustule variolique et le chancre huntérien.

« ..... Quelle idée différente on conçoit de la phtisie, quand on examine un poumon tuberculeux ! » (1)

Nous n'avons pas difficile, à l'heure actuelle, à concilier avec la notion de spécificité les données cliniques si judicieusement exposées par Pidoux, maintenant que nous nous représentons le processus général de la tuberculose comme une véritable lutte entre le bacille, élément figuré d'où vient l'attaque, et l'organisme humain, plus ou moins bien préparé à la résistance, plus ou moins apte à se défendre, et de qui dépendent presque uniquement les conditions et les phases de la lutte.

« Plus on étudie cette question de la tuberculose, dit M. le Professeur Grancher, plus on se persuade que la part de l'organisme est prépondérante dans l'évolution de la maladie. » (2).

Si donc, en présence de l'agent pathogène, *l'organisme n'abdique nullement sa spontanéité,* si l'individu détermine de par lui-même les conditions pathogéniques qui président à l'éclosion de la tuberculose, c'est à l'observation *clinique* qu'en définitive nous devons recourir pour nous renseigner sur la valeur des facteurs qui prennent part à cette détermination.

Il nous a paru indispensable de nous appuyer sur ces considérations de Phtisiologie Générale, afin d'en dégager nettement des notions que nous tenons pour certaines, avant d'aborder l'étude du diagnostic précoce de la tuberculose pulmonaire, où nous jugerons mieux encore de la valeur des signes fournis par l'examen du malade.

---

(1) Pidoux. Études générales et pratiques sur la phtisie, 2e édit., 1874, p. 280.

(2) Grancher. Leçons cliniques à l'Hôpital des Enfants. *Bulletin médical*, 1895, p. 949.

IMPORTANCE ET NÉCESSITÉ DU DIAGNOSTIC PRÉCOCE

CURABILITÉ DE LA TUBERCULOSE

La tuberculose pulmonaire entre pour un cinquième dans les statistiques parisiennes de léthalité.

Ceux qui fréquentent les hôpitaux savent combien on y rencontre de tuberculeux ; mais ces malades sont tous plus ou moins gravement atteints.

Nous n'assistons qu'à l'évolution des phases avancées ou ultimes de la bacillose pulmonaire, et ce ne sont point ces malades, dont les lésions graves s'accusent par un ensemble de symptômes évidents, qui doivent faire l'objet de notre étude.

Ce n'est guère, en effet, que dominé par l'inquiétude d'un amaigrissement progressif qu'il ne s'explique pas, ou affaibli par un malaise qui revêt les apparences d'une chloro-anémie tenace, ou, plus souvent encore, alarmé par une hémoptysie survenue tout-à-coup, qu'un malade se décide à venir à la consultation.

Le tuberculeux qui entre à l'hôpital, au début, entre surtout pour des complications.

« Le tuberculeux qui reste à l'hôpital, c'est le phtisique arrivé à la période de ramollissement ou de cavernes, avec fièvre, vomissements, sueurs nocturnes, etc. » (1).

Tout le temps que les symptômes n'existent qu'à l'état d'ébauche, sans retentissement sur la santé générale, tant que

---

(1) GRANCHER. Leçons cliniques. *Bulletin médical*, 1895, p. 1085.

le sujet peut vaquer à ses occupations, il ne prête qu'une attention distraite à ce qu'il prend, le plus souvent, pour « *un rhume qui n'en finit pas* ». Aussi, ne devons-nous point nous étonner de ne jamais observer, pour ainsi dire, parmi nos malades de l'hôpital les symptômes initiaux de la tuberculose pulmonaire.

En un mot, nous voyons à l'hôpital *la maladie faite* et plus ou moins près de sa fin, tandis que nous voulons la voir *quand elle se fait*, afin d'en modifier l'évolution, de l'enrayer si possible.

C'est à ce stade initial de l'infection tuberculeuse que l'attention du clinicien doit être mise en éveil au plus haut point.

S'il nous arrive trop souvent, hélas ! de constater l'impuissance des moyens thérapeutiques actuels vis-à-vis de la phtisie ; si notre rôle se borne fréquemment à rester les témoins douloureusement impressionnés d'une issue que nous retardons parfois, mais dont nous n'ignorons point la gravité, c'est qu'il est malheureusement trop tard pour intervenir utilement. La maladie est maîtresse du terrain : la partie est perdue d'avance dès l'instant que nous n'avons plus à compter sur l'état général qui constitue le facteur le plus considérable, l'auxiliaire le plus précieux, sans le secours duquel toutes les ressources de la thérapeutique restent vaines.

Pour combattre efficacement la tuberculose pulmonaire, il importe avant tout de la dépister à ses débuts, dès ses premières manifestations.

Telle était l'opinion déjà émise par Andral, qui ne partageait pas le fatalisme de Laënnec : « L'étude des débuts variés qu'affecte la phtisie pulmonaire doit être considérée comme très importante, puisque c'est surtout dans les premiers temps de la maladie, lorsqu'on peut plutôt en redouter l'invasion qu'affirmer son existence, qu'elle peut être surtout, soit prévenue, soit même enrayée dans sa marche » (1).

(1) Andral. Clinique médicale, 1840, t. II, p 27.

« Le diagnostic précoce, fait à la période de germination, dit M. Grancher, est d'autant plus utile qu'à ce moment la thérapeutique est souvent toute-puissante pour arrêter l'évolution du processus tuberculeux » (1).

Ne voit-on pas la guérison survenir heureusement parfois, même chez des tuberculeux gravement atteints ?

« La tuberculose guérit bien plus souvent qu'on ne le pense; non seulement elle est curable à ses débuts, mais elle est curable à une période déjà avancée » (2).

La fréquence de la tuberculose est beaucoup plus considérable qu'on ne se l'imagine, mais, si prépondérante que soit dans les statistiques officielles de mortalité la part imputable à la tuberculose, elle n'est cependant rien à côté du nombre énorme des cas non suivis de mort.

La mortalité de la tuberculose est infime par rapport à sa morbidité ; à la ville autant qu'à la campagne il est certain que le nombre des décès par la tuberculose est faible relativement au nombre des tuberculeux.

De l'avis de M. Grancher (3) « la guérison spontanée de la tuberculose par les seules forces de la *nature* » serait même la règle.

En vérité, rien n'est en effet plus commun que de retrouver à l'autopsie d'individus morts accidentellement ou de maladie aiguë, des tubercules guéris, crétacés, fibreux, ou cicatrisés, au sommet du poumon. Laënnec lui-même en avait déjà fait la remarque ; Cruveilher l'avait également signalé : « Il est bien peu de cadavres qui ne présentent quelques traces de tuberculisation au sommet des poumons, d'où l'on doit conclure que l'affection tuberculeuse pulmonaire n'est pas une lésion essentiellement incurable et qu'elle ne le devient que par sa généralisation » (4).

---

(1) Grancher. Maladies de l'appareil respiratoire, 1890, p. 169.
(2) Jaccoud. Curabilité et traitement de la phtisie pulmonaire, 1881.
(3) Grancher. *Bulletin médical*, 1895, p. 947.
(4) Cruveilher. Anatomie pathologique générale, t. IV, p. 557.

Sans parler des observations des médecins attachés aux asiles de vieillards, pour qui la chose est banale, nous devons citer l'expérience et l'opinion de M. le Professeur Brouardel que sa qualité de médecin-légiste oblige à faire de nombreuses autopsies de gens ayant succombé à des morts violentes, le plus souvent en pleine santé.

Or, M. Brouardel déclare que chez l'adulte au-dessus de trente ans, il a trouvé des tubercules 60 fois pour 100. « Cette proposition un peu inattendue, ajoute M. Grancher (1) émane d'un homme si autorisé, dont les examens nécroscopiques sont nécessairement si rigoureux, que nous devons nous y tenir. Elle ne fait que confirmer et développer notre opinion première. »

D'autre part, Picini, cité par M. Grancher (2), est arrivé par une autre méthode à des résultats concordants. Sur les cadavres de personnes mortes de n'importe quelle maladie, *à l'exclusion de la tuberculose*, il a pris des ganglions dont il a inoculé à des cobayes la pulpe aseptiquement broyée. Dans 40 cas sur 100, les cobayes sont morts tuberculeux.

Dans notre désir d'insister davantage sur la curabilité réelle de la tuberculose, même à un degré prononcé, heureux de cueillir nos exemples autre part qu'à la salle d'autopsies, nous nous permettons d'emprunter ce qui suit au *Bulletin Mensuel de l'Œuvre des Enfants Tuberculeux* (3). Nous espérons que l'intérêt de la lecture nous fera pardonner l'étendue de la citation :

« On a fait grand bruit, il y a quelque temps, à propos de la décoration accordée lors d'un récent voyage du Président de la République à Lyon, à l'avant-dernier survivant de la Grande-Armée, actuellement âgé de cent trois ans. Ce centenaire, et c'est ce qui cause l'émerveillement général, fut à vingt-quatre ans, après Waterloo, réformé comme phtisique avéré.

---

(1) Grancher. Maladies de l'appareil respiratoire, p. 139.

(2) Grancher. *Bulletin médical*, 1895, p. 947.

(3) Numéro de décembre 1897, p. 291. « Les tuberculeux célèbres. »

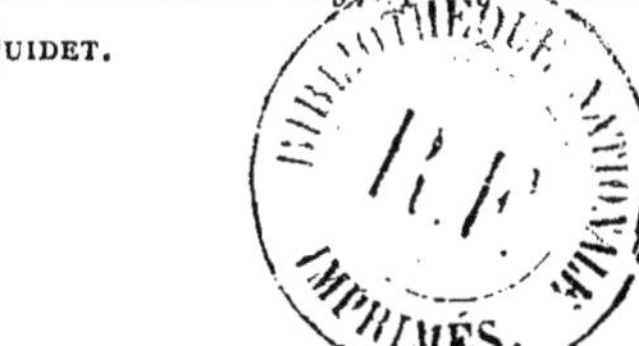

Il serait facile de citer bien d'autres exemples de phtisiques guéris : Gœthe, qui irrévocablement condamné à dix-neuf ans, mourut à quatre-vingt-un ans, après avoir quelque peu contribué à la gloire de l'Allemagne ; Napoléon Ier lui-même, que tous jugeaient atteint de la poitrine au moment du siège de Toulon ; Brehmer, le grand Brehmer (comme on le nomme en Allemagne) qui fonda, après des luttes inouïes, le premier sanatorium, celui de Gœbersdorff, en 1859, était phtisique dès ce moment : il mourut seulement en 1889. Phtisique également Dettweiller qui fonda et dirigea encore avec une merveilleuse activité le sanatorium de Falkenstein, le premier ouvert aux pauvres.

En France, même à l'Académie de Médecine, il serait facile de citer cinq Académiciens, et non des moins considérables, qui ont été notoirement tuberculeux. Un seul peut être nommé sans indiscrétion, car il fit lui-même allusion à son mal dans sa leçon d'adieux à l'hôpital Saint-Louis : c'est Péan.

Déclaré perdu peu de temps après son concours pour le prosectorat des hôpitaux, il s'est suffisamment rétabli pour conquérir une belle place au soleil chirurgical et déployer une activité qu'on peut sans crainte qualifier de premier ordre.

A l'assemblée générale de l'Œuvre des Enfants Tuberculeux, tenue en 1895 sous la présidence de François Coppée, l'illustre poète tint à son auditoire le langage suivant :

« Tel que vous me voyez, je suis un poitrinaire guéri. Autrefois, quand j'étais jeune, il s'est passé dans mon appareil respiratoire une foule de choses sinistres. J'ai eu des tubercules, j'ai eu des cavernes. Tout cela s'est cicatrisé, grâce au ciel, mais non sans dégâts : et ce n'est qu'avec une moitié de poumon, du côté droit, que j'ai le plaisir de vous haranguer.

Ne croyez pas que je plaisante. Sans parler des souffrances qu'il me causa, l'accident fut sérieux et laissa des traces. J'en ai eu la preuve positive, et, je puis l'avouer aujourd'hui que le danger est passé, assez inquiétante. Ayant voulu contracter une assurance sur la vie, je dus me soumettre à l'auscultation du médecin d'une Compagnie qui n'eut pas confiance, et me déclara impropre au service, c'est-à-dire à verser mes cotisations. Il y a de cela plus de vingt ans, et je savoure aujourd'hui ma petite vengeance contre les assureurs en me disant qu'ils ont refusé une bonne affaire ».

Ces exemples sont bien faits pour encourager les tuberculeux dans leurs espérances, et pour donner raison aux médecins qui leur affirment que, sous toutes ses formes, à toutes ses périodes, à tous les âges de la vie, la phtisie pulmonaire est une maladie curable. Ce qui d'ailleurs, est aujourd'hui une vérité que les gens de bonne foi ne discutent plus ».

Nous conclurons donc avec M. Grancher, que « le médecin doit surtout faire un *diagnostic précoce,* et appliquer toutes les ressources de la thérapeutique à favoriser la tendance curative naturelle de la première poussée tuberculeuse » (1).

Nos chances de succès augmenteront d'autant que notre diagnostic aura été établi plus tôt.

Tant que les fonctions digestives sont indemnes, tant que les forces du sujet sont intactes, tant que la santé générale reste satisfaisante, tant, en un mot, que les qualités de résistance de l'organisme demeureront modifiables à notre gré, sous l'impulsion d'une thérapeutique bien dirigée et de mesures hygiéniques appropriées, nous sommes convaincu qu'il est non seulement possible d'améliorer considérablement l'état du malade, mais qu'on est en droit d'espérer une guérison définitive.

---

(1) GRANCHER. Maladies de l'appareil respiratoire, p. 140.

MOYENS DE DIAGNOSTIC

RECHERCHE BACTÉRIOLOGIQUE. — TUBERCULINE ET SÉRUMS.
IODURE DE POTASSIUM. — RADIOSCOPIE.

La clinique seule peut permettre le diagnostic précoce.

Si la vie de notre malade dépend donc en quelque sorte de notre diagnostic précoce, de quels éléments disposons-nous pour nous permettre de l'établir ?

Sans doute, à cette phase initiale de la tuberculose pulmonaire, que M. Grancher a si bien dénommée « *période de germination ou prétuberculeuse* », les symptômes sont extrêmement légers, parfois même fugaces. Le diagnostic, à cette époque, est assurément très difficile et particulièrement délicat.

Si hérissé de difficultés que puisse cependant paraître ce diagnostic hâtif, il acquiert ici une telle importance que le praticien ne doit pas se laisser rebuter ; son devoir est de le tenter en analysant minutieusement les petits symptômes qu'accuse parfois le malade, mais qu'il ignore le plus souvent, et qu'il appartient au médecin de rechercher et de découvrir.

Il faut que le médecin soit familiarisé avec la pratique d'une observation délicate et minutieuse. Tout ici réside dans la finesse du détail, et cela n'a rien qui nous surprenne : la clinique n'est-elle pas une science toute de nuances ?

Et nous n'hésitons pas à déclarer que c'est la clinique seule qui fournira au praticien les moyens de surprendre la tuberculose à ses débuts quand elle est en voie de formation, de la deviner aux premiers assauts qu'elle livre, de la reconnaître avant qu'elle ne se démasque.

Hâtons-nous d'ajouter qu'il n'entre point dans notre esprit de négliger le résultat des recherches bactériologiques ; mais nous ne saurions admettre, à l'exemple de certains auteurs, qu'il faille attendre la constatation du bacille de Koch dans les crachats pour être en droit de formuler le diagnostic de tuberculose pulmonaire.

Quand apparaît cette *période bactériologique,* la maladie *n'est plus à ses débuts ;* elle est déjà *en évolution plus ou moins avancée.* Nous faisons le plus grand cas de la recherche bactériologique pour confirmer un diagnostic difficile et douteux, ou réformer un diagnostic entaché d'erreur ; mais pour le diagnostic précoce, le bacille ne viendra qu'en second ordre, après les signes stéthoscopiques et certaines modifications de l'état général sur lesquelles nous nous proposons d'insister.

Dans quelques circonstances, même, nous inclinerions à penser que la présence du bacille de Koch dans les crachats peut constituer une cause d'erreur. Notre savant et regretté maître, M. le Professeur Straus (1) a démontré qu'il n'était point rare de retrouver des bacilles tuberculeux pleinement virulents dans les cavités nasales de sujets sains, ayant séjourné plus ou moins longtemps dans une atmosphère bacillifère, comme celle d'une salle d'hôpital, par exemple.

Mais l'air chargé de poussières pénètre également dans les voies respiratoires où il peut apporter des bacilles ; ceux-ci peuvent se trouver ensuite expulsés dans les crachats où l'examen bactériologique révèlera leur présence.

Il suffit seulement d'être prévenu pour éviter l'écueil ; aussi avons-nous jugé utile de le signaler en passant, ne fût-ce que pour montrer à quelles déconvenues s'exposerait celui qui voudrait faire de la seule preuve bactériologique la base et l'appui de son diagnostic.

L'examen bactériologique n'est caractéristique que quand le

---

(1) Straus. *Archives de médecine expérimentale et d'anatomie pathologique,* 1er juillet 1894.

crachat fourmille de bacilles : à coup sûr, c'est alors le diagnostic de certitude : le médecin doit-il temporiser jusque-là avant de mettre à contribution les ressources de la thérapeutique ?

« La présence bien constatée des bacilles tuberculeux dans les crachats est un signe *certain* de tuberculose, mais ce n'est pas un signe *précoce*. Le plus souvent les signes physiques et rationnels sont antérieurs à l'apparition des bacilles dans les crachats, et le médecin ne doit pas attendre la présence des bacilles pour instituer un diagnostic et une thérapeutique.

Si le diagnostic par les signes physiques et rationnels offre des incertitudes et des écueils, la recherche du bacille n'est pas exempte de causes d'erreurs qui sont inhérentes à la méthode, aux réactifs, à l'observateur » (1).

Plus récemment encore, dans une série de leçons cliniques à l'hôpital des Enfants, en 1895, M. Grancher insistait de nouveau sur l'apparition tardive du bacille dans l'expectoration : « C'est seulement quand le tubercule se ramollit et se vide dans les bronches que le bacille apparaît dans les crachats. Ce signe appartient donc à la troisième période, presque à la période terminale. Il est donc loin de pouvoir servir au diagnostic précoce de la tuberculose pulmonaire commune » (2).

Si nous nous refusons à ranger la présence du bacille dans les crachats parmi les signes du début de la tuberculose pulmonaire, il ne s'ensuit nullement que nous soyons résolu à nous passer du secours de la bactériologie.

Quand la tuberculose débute par une hémoptysie, on rencontre quelquefois, mais non toujours, le parasite de la tuberculose dans les crachats muco-sanguinolents qui suivent d'ordinaire le crachement de sang. Si le résultat de l'examen est positif, la conclusion s'impose, alors même que les signes physiques sont nuls ou insuffisants. Mais lorsque cet examen, même plusieurs fois répété, demeure négatif, on n'est pas auto-

---

(1) Grancher. Maladies de l'appareil respiratoire, p. 188.
(2) Grancher. *Bulletin médical*, 1895, p. 649.

risé à conclure à une hémoptysie *sine materia*, en écartant l'hypothèse de tuberculose. La découverte du bacille de Koch, selon l'expression de M. Grancher, n'est pas venue donner la solution du problème.

Il en est de même dans les cas où la tuberculose au début se cache derrière une pleurésie.

On a recherché le bacille dans l'épanchement pleurétique, et, de l'avis de M. Grancher, les tentatives faites dans cette direction ont été peu fructueuses, sauf pour certains épanchements purulents.

La méthode des inoculations aux cobayes, pratiquée en 1884 par MM. Chauffard et Gombault, et depuis par MM. Netter, Fernet et Queyrat a été plus fertile en résultats démonstratifs ; mais dans la pratique journalière, bien que n'étant pas d'une technique compliquée, la recherche expérimentale de la nature bacillaire d'une pleurésie n'est pas toujours facilement réalisable par le praticien.

Il existe d'autre part des cas où l'examen bactériologique fournit au médecin des éléments d'une incontestable valeur, non plus au point de vue du diagnostic, mais plus spécialement en ce qui concerne le pronostic.

Pour ne point sortir du cadre de notre étude, nous ne ferons qu'indiquer à peine cette question si intéressante des associations microbiennes, des exaltations de virulence dont le mécanisme physiologique s'expliquera peut-être un jour : ainsi, dans ces cas où les signes stéthoscopiques à peine accusés ne dénotent que des lésions très peu avancées, qui n'expliquent que difficilement la dépression marquée de l'état général et l'exaspération fébrile, on juge de l'importance de la bactériologie, lorsqu'au bacille de Koch nous voyons s'ajouter des diplocoques divers.

Examinons maintenant le procédé de diagnostic de la tuberculose au moyen des injections sous-cutanées.

Les expériences jusqu'ici tentées dans cette voie n'ont réussi qu'à mettre en évidence l'incertitude et même le danger d'une semblable méthode.

La tuberculine de Koch, en outre des dangers auxquels elle expose l'individu, est loin d'être un réactif infaillible, ni même seulement *à peu près certain.*

« Dans une communication faite à la Société Médicale des hôpitaux de Paris, M. Netter a dit avoir observé la réaction *caractéristique* dans 27 pour 100 des *affections pulmonaires non tuberculeuses*, et chez 8,5 pour 100 des *sujets sains*.

Au Congrès de la Tuberculose de 1893, MM. Straus et P. Teissier communiquèrent les résultats que leur avait donnés l'injection de tuberculine chez les *syphilitiques non tuberculeux* : chez *tous* leurs sujets, ils observèrent la réaction.

A ce propos, M. Trasbot signala, en plus, la possibilité de la réaction chez les *cancéreux* » (1).

Nous devons laisser l'emploi de la tuberculine à la médecine vétérinaire où elle a fait ses preuves, et où elle rend chaque jour de signalés services, surtout en ce qui concerne la prophylaxie de la tuberculose chez les vaches laitières (Nocard) (2). Sauf dans des circonstances tout-à-fait exceptionnelles — ainsi que l'avait tenté M. le Professeur Hutinel, aux Enfants-Assistés, dans un but très louable de prophylaxie pour les familles de ruraux exposées à recevoir des enfants tuberculeux — la tuberculine ne saurait être utilisée sur l'homme.

Selon l'expression d'Ambler (3) : « Une telle méthode peut encore s'employer pour éprouver le bétail... C'est comme si l'on recherchait une fuite de gaz avec une bougie allumée ».

Les sérums naturels (de chien, de chèvre), le sérum artificiel (préparé selon la formule de Hayem), que l'on a cherché à utiliser comme succédanés moins dangereux et peut-être plus fidèles que la tuberculine, ont donné à l'essai les mêmes

---

(1) Papillon. *Thèse*, Paris, 1897.
(2) Nocard. Congrès de la tuberculose.
(3) Ambler. *New-York Medical Journal*, 12 février 1898.

mécomptes : congestions aiguës péritüberculeuses, inflammations et suppurations ganglionnaires, et même un cas de *méningite tuberculeuse mortelle* (1).

On peut, en somme, adresser à l'injection de sérum le même reproche qu'à l'injection de tuberculine, d'exposer le sujet à des accidents graves, *en mobilisant les bacilles,* selon une expression pittoresque de Virchow.

L'incertitude et les risques de ce procédé de diagnostic sont tels que nous ne le mentionnons que pour en blâmer l'emploi et en rejeter absolument la pratique.

Nous en pourrions dire presque autant de l'administration de doses faibles d'iodure de potassium ($0^{gr},50$ à 1 gramme) en vue de provoquer artificiellement la congestion d'un sommet suspect, afin de rendre plus nets les signes stéthoscopiques du début.

Ce moyen indiqué par M. le Professeur Landouzy, — et tout récemment encore préconisé par le Docteur Amat (2), qui s'appuie sur l'exemple de Sticker et de Vetlesen — ne paraît pas exempt d'inconvénients. N'y peut-on pas objecter ceci :

1° L'état catarrhal déterminé par cette poussée congestive artificielle, n'est-il point susceptible d'être nuisible au sujet, en donnant un « coup de fouet » au processus tuberculeux ?

2° Cette réaction congestive est-elle bien pathognomonique, et n'a-t-elle pas été observée plusieurs fois chez des neuro-arthritiques enclins aux congestions arthritiques du sommet ?

Nous estimons qu'il y a lieu de renoncer à ce réactif qui, loin de jouir d'une innocuité complète, n'offre pas, en outre, assez de garanties de certitude.

Nous devons mentionner encore, pour ne rien omettre, les résultats que peut donner un nouveau procédé d'investigation : nous voulons parler de l'examen radioscopique du thorax (aux rayons Rœntgen).

---

(1) Grancher. *Bulletin médical*, 28 août 1895, p. 817.
(2) Amat. *Bulletin général de Thérapeutique*, 23 février 1898, p. 312.

Dans une communication récente à l'Académie de Médecine, 21 décembre 1897, M. Kelsch a fait part des résultats qu'il a obtenus au moyen de la radioscopie.

Sur 124 sujets atteints d'affections chirurgicales ou médicales diverses, — les affections tuberculeuses des poumons reconnaissables par les moyens habituels de diagnostic étant écartées — il a obtenu 51 résultats positifs se décomposant comme suit :

Diminution de transparence à des degrés variables	des deux sommets	= 25 fois
	d'un sommet	= 16 fois
Adénopathie Bronchique bilatérale.		= 18 fois
Adénopathie Bronchique unilatérale.		= 22 fois
Diminution de transparence, opacité plus ou moins générale de la plèvre		= 13 fois

Ces aspects ont été trouvés isolés ou combinés entre eux de la façon la plus variable. Ils correspondent manifestement, dit M. Kelsch, à une diminution de la perméabilité des sommets, à une tuméfaction notable des ganglions médiastino-postérieurs, enfin à des épaississements de la plèvre. Les sommets, les ganglions bronchiques et la plèvre étant les foyers de prédilection de la tuberculose, et lui servant communément de porte d'entrée, il n'est pas téméraire de supposer, continue l'auteur de la communication, que dans une partie au moins de ces faits, les altérations révélées par le radioscope doivent être considérées comme relevant de cette affection. Ce sont ses débuts, si souvent ignorés, ses premières ébauches destinées à rester latentes toute la vie, ou à devenir un jour la source génératrice de l'auto-infection.

Des constatations faites par M. Kelsch, on peut dire que la radioscopie est susceptible de rendre des services dans le diagnostic précoce de la tuberculose pulmonaire ; ses indications fournies par la vision peuvent contribuer à la dépister avec celles que donne l'ouïe, dans tous les cas douteux où l'auscultation et la percussion laissent le diagnostic en suspens.

Il ne faut cependant pas exagérer la valeur de ce procédé ; les expériences les plus récentes établissent qu'en ce qui concerne l'appareil pulmonaire, l'examen radioscopique ne donne véritablement rien que la percussion et l'auscultation n'aient déjà révélé : ce peut être un moyen de contrôle, une confirmation utile, mais cela ne saurait suffire isolément au diagnostic. Telle est, à cet égard, l'opinion de M. Potain.

Il convient même de se mettre en garde contre des possibilités d'illusions qui tiennent aux défauts des plaques, aux différences d'éclairage : c'est ainsi qu'une inclinaison minime du thorax par rapport à la projection lumineuse suffit à déterminer des opacités partielles, variables d'un côté sur l'autre, qui pourraient en imposer à première vue pour des zones de condensation pulmonaire ; certains clichés ne portent même pas la plus légère trace de l'opacité cardiaque normale.

La méthode n'a probablement pas encore acquis le degré de perfection dont elle est susceptible.

En outre, l'examen radioscopique, possible dans les hôpitaux où l'on a organisé ce service, nécessite une installation et une technique spéciales que les praticiens ne sont pas encore à la veille de posséder ; le procédé est curieux et intéressant, mais il ne saurait, en définitive, remplacer les indications que l'éducation médicale de nos sens et nos connaissances cliniques doivent être en mesure de nous fournir.

En résumé, c'est donc beaucoup plutôt sur les ressources de la clinique que nous devons compter avant tout.

Nous ne devons point cesser de tenir compte des antécédents de nos malades ; nous les devons consulter avec soin puisque seuls ils sont capables de nous édifier sur la valeur de l'organisme du sujet soumis à notre examen, et que c'est en l'organisme que résident les déterminantes des conditions pathogéniques qui président à l'éclosion de la tuberculose pulmonaire et en délimitent les modalités cliniques.

Nous demeurons donc persuadé que la clinique est seule en mesure de nous fournir les moyens de faire le *diagnostic précoce ;* nous sommes tenté de dire le *diagnostic probable,* le plus utile, le plus médical.

ANTÉCÉDENTS HÉRÉDITAIRES

ANTÉCÉDENTS PERSONNELS

On ne néglige jamais de s'enquérir des antécédents héréditaires — et familiaux — d'un malade quelconque, à plus forte raison d'un malade qui peut être suspecté de tuberculose.

Déjà, en 1862, Cruveilher en indiquait l'importance : « La cause principale de la diathèse tuberculeuse et surtout de la diathèse tuberculeuse pulmonaire est bien certainement dans l'hérédité ; et c'est ainsi que se produisent, surtout dans les grandes villes, ces races de phtisiques qui s'allient entre elles, meurent à trente ans après avoir donné naissance à des enfants tuberculeux » (1).

« Il n'existe pas en pathologie de proposition mieux établie que celle de l'hérédité de la tuberculose pulmonaire » (Hérard et Cornil) (2).

D'après une série de tableaux qui lui servirent à faire une communication à l'Académie de Médecine (Avril 1885), le regretté Professeur Leudet, de Rouen, en était arrivé à conclure que la tuberculose est héréditaire dans plus de la moitié des cas.

Il ne faut cependant pas exagérer la valeur des renseignements que peut fournir l'enquête à ce sujet; ils n'ont, en réalité, que la valeur d'un signe de présomption, de probabilité.

---

(1) Cuveilher. Anatomie pathologique générale, 1862, t. IV, p. 551.
(2) Hérard et Cornil. De la phtisie pulmonaire, 1867, p. 564.

Mais cela nous suffit, en clinique, pour que nous soyons autorisé à considérer la notion d'hérédité comme un appoint précieux, de quelque manière que l'on soit disposé à la concevoir, car nous n'avons pas à exposer ici la discussion de l'hérédité *de la graine* ou *du terrain*.

Que l'individu ait hérité de son père ou de sa mère d'un organisme *tuberculisable* ou d'un organisme *tuberculisé*, il n'en reste pas moins établi, de par l'observation clinique, qu'un sujet issu de parents tuberculeux paraît plus menacé qu'un autre indemne d'une semblable tare familiale ; soit qu'il se trouve exposé, sous l'influence d'un changement survenu dans les conditions chimiques ou vitales du milieu organique, à voir un jour la maladie évoluer en lui ; soit que, victime d'une contagion purement accidentelle, il présente un terrain merveilleusement prédisposé à accueillir le bacille et particulièrement favorable à son évolution.

Cette prédisposition, entrevue par Laënnec, n'avait pas échappé à l'observation judicieuse d'Andral : « Il faut admettre, disait-il, une prédisposition sans laquelle les tubercules ne se formeront pas, tandis que si elle existe à un haut degré, le plus léger dérangement dans le travail nutritif habituel d'un tissu suffira à les produire » (1).

Si la connaissance des antécédents héréditaires est de nature à mettre en éveil l'attention du médecin, l'examen des antécédents personnels lui fournit des renseignements d'une importance plus considérable encore. Car ce qui paraît indéniable aujourd'hui aux yeux de tous, c'est que le microbe ne s'attaque qu'à des organismes *altérés* ou *déchus* ; ce qui rend redoutable l'agent pathogène, c'est la création fortuite du « *locus minoris resistentiæ* » : *l'état de réceptivité*.

Parmi les causes qui prédisposent plus particulièrement à la bacillose pulmonaire, il faut ranger en première ligne toutes les adultérations broncho-pulmonaires, et surtout celles qui

(1) ANDRAL. Clinique médicale, 1840, t. IV, p. 51.

sont liées à un état fébrile ou infectieux (rougeole ; grippe ; coqueluche).

Dès 1810, Bayle avait signalé l'influence des fièvres éruptives (rougeole, scarlatine) sur la phtisie : « Il est quelques malades qui deviennent phtisiques à la suite d'une fièvre éruptive... et l'on se persuade que la phtisie a été le résultat de la fièvre mal traitée, tandis que le germe de la phtisie existait avant l'invasion de cette fièvre » (1).

Andral mentionne également la fréquence de la phtisie consécutivement à la rougeole.

Trousseau, dans ses Cliniques, explique comment « la puissance et la ténacité des accidents inflammatoires favorisant l'évolution des manifestations diathésiques, la coqueluche devient si fréquemment la cause occasionnelle de la phtisie pulmonaire chez les enfants qui portent en eux la diathèse tuberculeuse » (2).

Pidoux conclut de même : « Ainsi voilà des maladies des voies respiratoires (bronchite morbilleuse et celle de la coqueluche) liées à des fièvres qu'on peut regarder comme éruptives, qui excitent particulièrement à se réaliser la disposition aux tubercules pulmonaires » (3).

Cette opinion est aujourd'hui devenue classique ; on conçoit sans peine la pénétration du germe infectieux à la faveur de la desquamation épithéliale de la bronche, et l'on s'explique aisément comment la bronchite et la broncho-pneumonie (rougeole, coqueluche) favorisent singulièrement cette pénétration.

Il est également avéré que les altérations graves de l'état général (diabète, chlorose, alcoolisme, syphilis, convalescence de maladies aiguës, de la fièvre typhoïde notamment) sont susceptibles de créer de toutes pièces l'état de réceptivité.

---

(1) Bayle. Recherches sur la phtisie pulmonaire. 1810, p. 71.
(2) Trousseau. Clinique médicale de l'Hôtel-Dieu, 1861, t. I, p. 505.
(3) Pidoux. Études générales et pratiques sur la phtisie, 1874, p. 333.

Les conditions favorables à l'évolution du bacille peuvent être réalisées par tout ce qui est capable d'amener un certain degré de dénutrition de l'organisme, et qui concourt à la déchéance de l'économie — soit en agissant comme causes déprimantes, soit en affaiblissant les défenses naturelles (excès de toute nature, épuisement, fatigue, chagrins, grossesses répétées, traumatisme) (1).

Cruveilher (2) avait fait remarquer l'influence des mauvaises conditions hygiéniques sur la tuberculisation acquise, et il en citait plusieurs exemples frappants.

Peter (3) reprenant en détail chacune des causes de la phtisie acquise, admettait que la tuberculisation peut survenir toutes les fois qu'il y a déviation de la nutrition ou alimentation insuffisante, ce qu'il traduisait par un seul mot : *l'inanitiation.*

Par conséquent, sont enclins à devenir tuberculeux : les gens frappés d'inanitiation par les voies digestives : rétrécissement de l'œsophage, cancer de l'estomac, anorexie hystérique ; les femmes qui ont des grossesses répétées.

En résumé, on peut dire avec M. Jaccoud que la tuberculose peut être l'aboutissant commun de toutes les détériorations constitutionnelles de la famille et de l'individu, et l'on peut conclure, avec M. Grancher, que « le meilleur remède contre la tuberculose, c'est une bonne santé » (4).

---

(1) Hamot. *Archives de physiologie*, juillet 1886.
(2) Cruveilher. Anatomie pathologique générale, t. IV, p. 552.
(3) Peter. Clinique médicale, 1879, p. 15, t. II.
(4) Grancher. *Bulletin médical*, 1895, p. 950.

STÉTHOSCOPIE

DE LA TUBERCULOSE PULMONAIRE AU DÉBUT

D'APRÈS LES AUTEURS CLASSIQUES

En 1810, Bayle avait voulu modifier la division classique de la phtisie pulmonaire.

Tout en acceptant les périodes jusqu'alors décrites, il proposait d'admettre une quatrième période de *phtisie occulte ou en germe,* « parce que, dans plusieurs espèces, avant l'instant où se manifestent les premiers symptômes, il est un intervalle pendant lequel le malade qui a déjà le poumon profondément lésé, paraît encore jouir de la meilleure santé » (1).

Mais à cette époque l'auscultation était encore inconnue et Bayle, — qui n'admettait cette période initiale que parce que ses nombreuses autopsies lui en avaient révélé l'existence — avouait qu'elle ne donnait lieu à aucun symptôme : « Rien ne décèle encore la lésion des poumons et aucun symptôme ne fait craindre la phtisie » (2).

Après lui Laënnec rétablit sur une base anatomique l'ancienne division clinique de la phtisie. Sans en méconnaître toutefois l'existence, il ne décrivit pas la phtisie occulte de Bayle, car il commençait sa description physique en disant « qu'on ne peut pas reconnaître à l'auscultation des tubercules crus, petits, séparés les uns des autres par un tissu pulmonaire sain. » Ce n'est que « lorsque des tubercules miliaires sont accumulés en

---

(1) Bayle. Recherches sur la phtisie pulmonaire, 1810, p. 51.
(2) Id. Op. cit., p. 53.

grand nombre au sommet des poumons que la résonance pectorale donnée par la percussion des clavicules devient moindre et ordinairement inégale » (1).

C'est seulement dans les notes dont Andral enrichit l'édition de Laënnec de 1837 que nous trouvons une première étude des modifications des bruits respiratoires normaux. Andral pressentit l'importance de la rudesse de l'inspiration « qui a perdu de son moelleux et de sa douceur accoutumés » et de l'expiration prolongée et bruyante « ressemblant à une sorte de souffle et masquant presque entièrement le bruit qui précède. »

Dans la *Clinique médicale*, parue en 1840, Andral insistait de nouveau sur ce point : « Chez un grand nombre de phtisiques, le bruit d'expansion pulmonaire présente une intensité beaucoup plus grande que dans l'état normal, bien qu'il ait conservé toute sa netteté. Cette augmentation d'intensité du bruit respiratoire suffit seule pour dénoter un état pathologique. C'est là le seul phénomène insolite que révèle souvent l'auscultation chez plusieurs individus qui offrent tous les symptômes d'une phtisie pulmonaire commençante ou même déjà parvenue à un certain degré et dans les poumons desquels on trouve effectivement après la mort de nombreux tubercules » (2).

Et il ajoute : « Le souffle plus ou moins prolongé, qui se fait entendre pendant le temps de l'expiration, me paraît en outre avoir une grande valeur pour faire reconnaître des masses tuberculeuses encore à l'état de crudité » (3).

Louis s'étendit particulièrement sur l'étude des troubles fonctionnels (toux, crachats, hémoptysie, fièvre, pleurésie).

Il attira l'attention sur « *l'inégale sonoréité* des régions sous-claviculaires, retrouvée dans des explorations plusieurs fois répétées (4) » et sur la *diminution d'élasticité* : « Alors même

---

(1) Laennec. Traité de l'auscultation médiate, 2e édit., 1826, t. I, p. 653.
(2) Andral. Clinique médicale, 1840, t. IV, p. 66.
(3) Id. Op. cit., p. 77, note de la 4e édition.
(4) Louis. Recherches sur la phtisie, 2e édit., 1843, p. 529.

que la diminution de sonoréité est peu considérable, on sent, au moment où la percussion est pratiquée, moins d'élasticité dans le point dont la sonoréité est diminuée que dans le point correspondant qui l'a conservée intacte » (1).

Il mentionna également l'inspiration rude et l'expiration prolongée : « Le plus ordinairement, avant même que la sonoréité de la poitrine soit altérée, le caractère du bruit respiratoire subit des changements appréciables. Ce bruit est faible, sans développement, obscur sous l'une des clavicules : ce caractère devient surtout très tranché, si l'on ausculte comparativement, ce qu'il ne faut jamais négliger, les deux côtés du thorax. Ou bien, au lieu d'un bruit respiratoire faible, incomplet dans l'inspiration, celle-ci est *dure, forte, soufflante* et l'expiration est *prolongée, dure, comme bronchique,* ce qui n'a pas lieu dans l'état normal » (2).

Mais, comme Louis divisait la phtisie en deux périodes (la première s'étendant de la formation des tubercules jusqu'à leur ramollissement ; la seconde correspondant à la phase de ramollissement et de cavernes), il s'ensuit que les symptômes précédemment cités sont rangés avec la bronchophonie, les craquements secs ou humides, la submatité, comme signes physiques de la période dite *de début.*

Cette confusion regrettable eut pour conséquences d'en faire méconnaître toute la valeur.

Bouillaud divisait aussi la phtisie pulmonaire en deux périodes principales : l'état de crudité et l'état de fonte des tubercules. Parmi les signes fournis par l'auscultation de la respiration dans la phtisie commençante il indique :

« L'augmentation d'intensité dans le *bruit inspiratoire,* dont la durée est quelquefois diminuée ; ce bruit est *sec, dur, comme difficile* dans sa production ; — l'augmentation constante de l'*intensité* et la *durée* du *bruit expiratoire,* lequel offre d'ailleurs

(1) Louis. Recherches sur la phtisie, p. 530.
(2) Id. Op. cit., p. 531.

la même rudesse, la même sécheresse que le bruit inspiratoire » (1).

Williams (2) note comme signes physiques de la présence « de tubercules assez nombreux et surtout accumulés en un point la rudesse respiratoire et l'expiration prolongée, localisées en ce point ».

Il examine la *respiration saccadée,* entrecoupée (« the wawy or jerking respiration ») signalée par Raciborski (3), étudiée par Bourgade (4), Hérard et Cornil, et Peter.

Il partage à cet égard l'opinion de notre Maître, M. Potain, exposée dans la thèse d'un de ses élèves (5).

« Ce n'est, dit-il, rien de plus que le bruit respiratoire modifié ou divisé par les pulsations successives du cœur. » Pour lui ce signe est loin d'être pathognomonique ; il dit l'avoir trouvé « surtout chez des femmes à poitrine étroite ayant des palpitations cardiaques, et l'avoir fréquemment observé sans la moindre coexistence d'affection pulmonaire. »

La description qu'en donne Williams nous laisse supposer qu'il s'agit bien là de ce que nous voyons tout récemment décrit par M. Amat (6) sous la dénomination d'Inspiration saccadée rythmique du cœur.

M. Potain n'attribue à la respiration saccadée que la valeur d'un signe de *présomption.* Ce symptôme n'est, selon lui, nullement pathognomonique, et sa constatation ne saurait, à elle seule, entraîner en aucune façon le diagnostic de tuberculose pulmonaire.

Ce qui fait qu'il n'est pas rare de l'observer chez les tuberculeux, c'est, d'une part, que chez ces malades, le cœur est

---

(1) Bouillaud. Nosographie médicale, 1846, t. II, p. 574.

(2) Williams. Pulmonary Consumption. Londres, 1871, p. 174.

(3) Raciborski. Précis de diagnostic. Paris, 1837.

(4) Bourgade. *Archives de médecine*, 1858.

(5) Choyau. Des bruits pleuraux et pulmonaires dus aux mouvements du cœur. *Thèse*, Paris, 1869.

(6) Amat. *Bulletin général de thérapeutique*, 23 février 1898.

souvent excité et bat plus fort et plus vite, et que d'autre part, l'hypérémie amène un certain degré de condensation pulmonaire, laquelle explique comment la transmission plus facile des mouvements cardiaques imprime à la respiration un caractère manifestement rythmé.

Pidoux(1), après avoir éliminé comme causes d'illusion « les saccades respiratoires rythmiques du cœur et les spasmes des muscles respirateurs externes », s'accorde également à reconnaître que « le début de la phtisie des sommets est quelquefois signalé par une espèce de bruit... de respiration saccadée. » Mais c'est l'expiration prolongée qu'il regarde surtout comme « le signe stéthoscopique initial de la tuberculisation des sommets pulmonaires. Ce bruit, dit-il, est très fréquent et presque constant au début des phtisies lentes. »

Pidoux l'expliquait par la présence d'un obstacle que rencontrait l'air à expirer ; cet obstacle ne pouvait provenir, selon lui, « que d'une contraction tonique des alvéoles tendues et spasmodiquement immobilisées par l'irritation tuberculeuse chronique. On pourrait, ajoutait-il, trouver un nouvel argument en faveur de l'activité du bruit d'expiration prolongée dans le fait suivant : « Il est des cas, et j'en ai observé encore un aujourd'hui, où des tubercules crus existent manifestement au sommet d'un poumon, sans être annoncés autrement que par la diminution du son plessimétrique et un *bruit d'inspiration dur et râpeux* » (2).

Powell(3) admet également comme symptômes initiaux la faiblesse respiratoire à un sommet et l'inspiration saccadée.

Dans la onzième édition du *Traité d'auscultation,* Barth et Roger n'acceptent la respiration rude comme signe de la présence des tubercules crus, « qu'accompagnée d'un bruit d'expiration prolongée, avec retentissement de la voix et son obscur à la percussion » (4).

---

(1) Pidoux. Études générales et pratiques sur la phtisie, 1874, p. 341 et suiv.
(2) Id. Op. cit., p. 342.
(3) Powell. On diseases of the Lungs and Pleuræ. Londres, 1886. p. 294.
(4) Barth et Roger. Traité pratique d'auscultation, 11e édit., 1887, p. 98.

C'est à M. le Professeur Grancher, dont les travaux résumèrent et complétèrent l'œuvre de ses devanciers, que revient le mérite d'avoir nettement mis en lumière, dans une étude systématique et précise, la valeur symptomatique des différentes respirations anormales, en vue du diagnostic précoce de la tuberculose pulmonaire.

Dans son livre : *Maladies de l'appareil respiratoire*, il a montré combien la division, jusqu'alors classique, de la phtisie en trois périodes, était peu en rapport avec l'évolution anatomique du tubercule, et, s'efforçant « de reconstituer la phtisie occulte de Bayle, avec l'espoir légitime de réussir là où celui-ci avait échoué », il a montré qu'il fallait admettre et étudier une période antérieure à la première période classique, une *période de formation ou de germination.*

M. Grancher a étudié cette période dans deux des formes principales de la tuberculose : dans la forme pleuro-pulmonaire, et dans la forme commune localisée à un sommet, et qui constitue la majorité des cas.

Dans la forme pleuro-pulmonaire, il donne le moyen de juger de l'état du poumon derrière l'épanchement pleural par la comparaison du schéma I du poumon sain (son +, vibration +, respiration +) avec le schéma II du poumon tuberculeux (son +, vibration +, respiration —).

Dans la forme commune, il formule des règles stéthoscopiques précises : « Toute respiration anomale — en particulier l'inspiration rude et grave — quand elle est fixe et localisée à un sommet et surtout à un seul sommet, peut suffire au diagnostic de tuberculose pulmonaire en germination, mais, parmi les altérations du murmure vésiculaire, celle de la douceur, du moelleux physiologiques est la plus précoce, et par conséquent la plus importante » (1).

M. Landouzy avait déjà observé et judicieusement formulé :

---

(1) Grancher. Maladies de l'appareil respiratoire, p. 169.

« *L'inspiration rude et basse* est le véritable indice dénonciateur de la tuberculose à ses débuts » (1).

M. Landouzy est dans la vérité, déclare M. Grancher.

Sans contester la valeur de l'expiration prolongée, M. Grancher attribue toutefois à ce signe moins d'importance. Il objecte avec raison que cette prolongation de la partie perceptible de l'expiration est due à l'existence de lésions, à l'entrée des alvéoles ou des lobules, assez prononcées déjà pour rétrécir le calibre du conduit aérifère. A cette période, le malade est déjà nettement tuberculeux ; il a dépassé la période de germination.

Dans de nombreuses leçons cliniques à l'hôpital des Enfants, en 1895, M. Grancher revint et insista sur ces signes stéthoscopiques :

« Si, sous une clavicule, vous trouvez d'une façon permanente une altération du bruit respiratoire; si vous constatez ce phénomène chez un individu qui est souffrant, qui pâlit, qui maigrit, je vous demande que vous en concluiez qu'il y a là très probablement de la tuberculose.

La première période, à mon sens, est caractérisée simplement par une inspiration rude et basse, et c'est tout.

Cette rudesse inspiratoire remplace le ton normal du murmure respiratoire semblable au bruit doux et moelleux des feuilles dans une forêt : j'accepte volontiers cette comparaison due à M. Potain. Cette rudesse suffit à faire porter le diagnostic » (2).

La citation qui précède nous oblige à préciser ici l'interprétation des termes empruntés à notre savant Maître.

M. Potain n'a pas précisément dit que « *le murmure respiratoire est semblable au bruit doux et moelleux des feuilles dans une forêt* ».

M. Potain, qui s'est seulement servi de ces termes pour faire une simple comparaison, a dit « *qu'entre la rudesse bronchique et*

---

(1) Landouzy. Congrès de la tuberculose, 1893.
(2) Grancher. *Bulletin médical*, 1895, p. 648.

le murmure respiratoire, on pouvait établir une comparaison analogue à celle qui existe entre la vibration que détermine le passage du vent à travers les fils d'un poteau télégraphique et le bruit doux et moelleux des feuilles dans une forêt. »

Nous terminerons cet exposé de la stéthoscopie du début de la tuberculose pulmonaire par cette conclusion encore tirée des leçons de M. Grancher :

« Quand vous trouverez une *rudesse inspiratoire localisée à un sommet et persistante,* pensez immédiatement à la tuberculose, et pour peu que quelque chose concorde dans l'état général du malade, amaigrissement, sensation de fatigue, n'hésitez pas à poser le diagnostic, vous ne vous tromperez pas, et surtout instituez immédiatement le traitement » (1).

---

(1) GRANCHER. *Bulletin médical*, 1895, p. 650.

QUE FAUT-IL ENTENDRE PAR « MODALITÉS CLINIQUES LES PLUS FRÉQUENTES DU DÉBUT DE LA TUBERCULOSE PULMONAIRE CHRONIQUE ? »

Pour que l'attention du médecin soit plus spécialement attirée sur l'état des poumons, pour qu'il soit conduit à rechercher chez un malade les signes stéthoscopiques qui marquent le début de l'invasion tuberculeuse, pour que son exploration soit dirigée plus particulièrement dans cette voie, il faut qu'un trouble fonctionnel défini ou qu'un épisode alarmant caractéristique engage le malade à venir consulter l'homme de l'art.

Que l'on veuille bien excuser l'apparente naïveté d'une proposition ainsi formulée, mais c'est précisément de l'examen de ces *causes déterminantes* que nous espérons dégager les ***modalités cliniques du début*** de la tuberculose pulmonaire.

Si l'on veut bien songer un instant à la fréquence considérable de l'évolution insidieuse, torpide, chronique de la tuberculose à ses débuts, on nous accordera sans peine l'exactitude de cette assertion.

« La dégénérescence tuberculeuse, dit Bayle, étant une maladie chronique et indolente par elle-même, on conçoit comment elle peut faire de grands progrès sans altérer les fonctions d'une manière sensible » (1).

On ne fait plus maintenant de difficultés pour admettre l'existence du *tuberculeux* encore presque *bien portant;* de celui qui, à part des malaises à peine sensibles, mène la vie de tout le

(1) BAYLE. Recherches sur la phtisie pulmonaire, p. 67.

monde ; et, pour si subtile que paraisse cette distinction pourtant vraie, qui n'est même *pas tuberculeux* au sens anatomique du mot, qui n'est seulement que *bacillisé*.

Quel est donc l'événement qui l'amènera chez le médecin ?

Pour éviter d'encourir — selon l'expression de M. le Professeur Vergely (1), de Bordeaux, — le reproche « d'ériger une forme symptomatique en une forme clinique » nous nous sommes gardé d'envisager à proprement parler les *formes cliniques* du début de la tuberculose pulmonaire; pour être complet ou seulement prétendre à quelque exactitude, un tel travail devrait, selon nous, comprendre autant de divisions qu'il y a de tuberculeux, et la chose est irréalisable.

Nous avons entrepris l'examen des indices du début de la tuberculose pulmonaire, et pour limiter nécessairement le champ de notre étude, nous avons dû nous borner à envisager, en nous appuyant sur l'opinion des cliniciens les plus autorisés, la valeur clinique des symptômes principaux, qui, le plus fréquemment marquent le début de l'évolution bacillaire.

Soucieux de présenter notre travail avec le plus de méthode possible, — l'ordre étant indispensable à la conception d'une étude de ce genre — et désireux également d'incliner vers un but pratique le résultat de nos recherches, nous nous sommes demandé s'il n'était pas possible de considérer à l'état de « **modalité clinique** » l'indice initial, *le symptôme prédominant envisagé chez le sujet prédisposé.*

C'est pourquoi nous avons cherché dans l'inépuisable recueil d'enseignements cliniques légué par les Maîtres, l'analyse et l'explication de ces symptômes, qui, prédominant ou se présentant isolément, constituent, selon nous, le premier indice révélateur, la première manifestation, et, pour ainsi dire, la ***modalité clinique initiale de la maladie.***

---

(1) Vergely. Congrès français de médecine interne de Montpellier, 12 avril 1898.

Pour développer plus complètement notre pensée, nous dirons que le symptôme ainsi envisagé n'est que la réaction primordiale de l'organisme vis-à-vis de l'agent pathogène : c'est le premier épisode qui témoigne de la lutte, la première escarmouche qui prévient de l'ouverture des hostilités.

Quels sont ces symptômes précurseurs destinés à nous donner l'éveil, à nous faire suspecter l'entrée en lice du bacille de Koch ?

Consultons à ce sujet les Auteurs Classiques :

« On observe souvent dans les premiers temps de la phtisie une toux sèche, et quelquefois aussi, les premiers signes de la maladie ne se manifestent qu'à la suite d'une hémoptysie, d'une phlegmasie de la poitrine, d'un rhume ou de toute autre maladie » (Bayle) (1).

Laënnec donne avec plus de détails la même description des modes de début de ce qu'il appelle « la phtisie régulière et manifeste ou phtisie des anciens. »

« Avant que l'on observe, dit Andral (2) les signes qui annoncent l'existence des tubercules pulmonaires, on remarque le plus ordinairement, mais avec des degrés variables de fréquence, l'un des trois états morbides suivants :

1° Une simple inflammation de la membrane muqueuse des voies aériennes ;

2° Une ou plusieurs hémoptysies ;

3° Une inflammation du parenchyme pulmonaire ou des plèvres. »

Dans la *Clinique médicale de la Charité,* Bouillaud signale les mêmes faits : « Il n'est aucun de nos malades chez lesquels la phtisie pulmonaire n'ait été précédée ou accompagnée d'un catarrhe pulmonaire, d'une pleuro-pneumonie ou d'une hémoptysie » (3).

---

(1) Bayle. Recherches sur la phtisie pulmonaire, p. 24.
(2) Andral. Clinique médicale, p. 27.
(3) Bouillaud. Clinique médicale de la Charité, 1837, t. III, p. 94.

Plus loin, il cite le passage suivant de Stoll, dans les *Aphorismes sur les fièvres*, faisant remarquer que l'auteur n'a pas séparé l'étude de la phtisie pulmonaire de celle du catarrhe bronchique ou de la péripneumonie chronique :

« Ceux qui sont ainsi prédisposés éprouvent une pleurésie ou pleuro-pneumonie latente (plus haut Stoll a parlé du catarrhe bronchique) à l'occasion d'un exercice, de danse, de refroidissement le corps étant en sueur, etc., accompagnée de crachement de sang parfois abondant. Le mal s'adoucit le plus souvent, revenant de temps en temps pendant des années, jusqu'à ce que, avant l'âge de trente-six ans, les malades tombent dans une phtisie incurable. »

Dans la *Nosographie médicale* parue en 1846, Bouillaud, reproduit textuellement le passage d'Andral plus haut cité, ajoutant qu'en cela sa propre observation est entièrement conforme à celle de ce savant professeur.

« Mais, continue-t-il, pour éviter des longueurs ou des répétitions que l'espace ne me permet pas, je laisserai de côté tout ce qui a trait à ces états morbides précurseurs, pour ne m'occuper que des signes propres aux tubercules une fois développés... » (1)

Or, c'est précisément sur l'étude de ces **états morbides précurseurs** que nous voulons nous étendre tout spécialement, car nous croyons utile de les envisager comme des modalités cliniques du début de la tuberculose pulmonaire, en ce sens que ces états morbides feront soupçonner au médecin l'influence du bacille de Koch dans leur détermination,

Aux prises avec une maladie aussi répandue que la tuberculose, nous devons chercher à la reconnaître du plus loin qu'elle se manifeste, afin d'étendre le plus possible notre champ d'action sur elle.

Le soupçon — qui naît dans un esprit préoccupé de prévenir

---

(1) Bouillaud. Nosographie médicale, 1846, t. II, p. 572.

le mal dès ses origines — qu'une manifestation pathologique se cache sous le symptôme observé, engendre l'idée directrice d'une recherche minutieuse, seule capable d'aboutir au *diagnostic précoce.*

Adoptant exactement la division indiquée par Andral dans les manifestations pathologiques qui précèdent l'apparition des tubercules pulmonaires, nous y ajouterons toutefois deux formes qui, grâce aux travaux modernes, ont conquis droit de cité dans la Phtisiologie ; la forme pseudo-chlorotique, et la forme adénopathique, qui nous paraît être, beaucoup plutôt que la forme gastro-intestinale bien étudiée par M. Marfan, la manifestation infantile par excellence d'une tuberculose en voie d'évolution lente et insidieuse.

Et nous considèrerons donc :

1° Une *forme irritative ou inflammatoire chronique,* dont le symptôme dominant est une toux habituelle, rebelle, associée à un état catarrhal plus ou moins prononcé, coïncidant avec un état général médiocre, voisin de la maigreur.

Telle est la forme le plus souvent observée chez les individus de complexion frêle, chétive, qui s'enrhument avec une désespérante facilité, ou qui plutôt greffent, pour ainsi dire, leurs rhumes les uns sur les autres, et dont on dit, dans le monde, qu'ils ont « *la poitrine délicate* ».

2° Une *forme hémoptoïque,* fréquente chez les sujets pléthoriques, dont la circulation est très active, enclins aux poussées congestives, goutteux ou arthritiques pour la plupart.

3° Une *forme pleuro-pulmonaire,* observée de préférence chez les adultes exposés aux variations brusques de température, aux refroidissements : ce qui rend compte de sa fréquence dans l'état militaire.

4° Une *forme pseudo-chlorotique,* dont tant de jeunes filles offrent, au moment de la puberté, le type souvent peu aisé à différencier de la chlorose vraie.

Cette question vient d'être remarquablement traitée par notre ami le Dr Papillon, dans sa Thèse (1) récemment soutenue devant cette Faculté, sous la présidence de M. Potain.

5° Enfin une ***forme adénopathique,*** qui se voit presque exclusivement chez les enfants, surtout chez ceux de tempérament lymphatique, les petits strumeux sujets aux engorgements ganglionnaires. Dans ce cas, l'infection tuberculeuse peut porter soit sur les ganglions trachéo-bronchiques, soit sur les ganglions périphériques, soit même sur les ganglions cervicaux.

---

(1) Papillon. Diagnostic précoce de la tuberculose pulmonaire, en particulier chez les chlorotiques. *Thèse*, Paris, décembre 1897.

FORME IRRITATIVE OU INFLAMMATOIRE CHRONIQUE

La forme irritative ou inflammatoire chronique est caractérisée par la toux, l'expectoration plus ou moins abondante et la médiocrité de l'état général.

Selon notre méthode qui consiste à n'appuyer nos propositions que sur les données de la clinique, — malgré les répétitions auxquelles cette façon de procéder nous condamne inévitablement — nous passerons en revue les opinions émises par les auteurs les plus considérables, parmi ceux qui envisagèrent l'étude de la phtisie pulmonaire.

« Dans les premiers temps de la phtisie tuberculeuse, dit Bayle, on observe souvent une toux sèche (1).

Souvent les granulations miliaires ne donnent des indices de leur existence que par la gêne mécanique qu'elles occasionnent. Cette gêne détermine une toux sèche plus ou moins fréquente, mais sans signe évident de maladie, sans altération de la nutrition et sans fièvre (2).

Les catarrhes pulmonaires aigus et chroniques ont été aussi regardés comme la cause de la phtisie, qui, d'après ce préjugé autrefois universel, s'appelle encore vulgairement un rhume négligé. Mais tous les médecins pensent aujourd'hui que, pour l'ordinaire, ce prétendu rhume était le premier degré de la phtisie.

---

(1) Bayle. Recherches sur la phtisie, p. 24.
(2) Id. Op. cit., p. 68.

Il faut se rappeler que les tubercules, en irritant les poumons et la membrane muqueuse des voies aériennes, sont bien capables de provoquer et d'entretenir le rhume ; et c'est principalement le catarrhe pulmonaire chronique, qui, par sa durée et par l'abondance de l'expectoration, épuise et fait succomber quelques-uns de ceux qui, sans ulcération du poumon, meurent avec la phtisie granuleuse » (1).

« La phtisie manifeste, dit Laënnec, commence assez souvent par une petite toux sèche, que l'on prendrait facilement pour l'effet d'un simple catarrhe sec... Cette toux peut durer plusieurs mois et même plusieurs années avant qu'aucun autre symptôme s'y joigne ; et alors, si le malade vient à succomber à une maladie étrangère des poumons, on trouve ces organes farcis de tubercules très petits et presque entièrement gris ou demi-transparens encore. Cependant, lorsque les tubercules miliaires restent longtemps à cet état, il est beaucoup plus commun, ainsi que l'a remarqué Bayle, qu'ils produisent une abondante expectoration pituiteuse.

Quelquefois la maladie commence, au milieu des apparences de la santé la plus florissante, ou après quelques incommodités dont la cause n'est pas évidente, par un catarrhe aigu auquel on est loin de soupçonner une cause aussi grave que les tubercules » (2).

Au chapitre où il étudie le catarrhe pulmonaire, Laënnec déclare « qu'il faut considérer les rhumes répétés et tenaces comme les attaques successives de l'affection tuberculeuse » (3).

Et, précédemment, il avait écrit : « Des tubercules petits etc.... ne peuvent être reconnus, mais le plus souvent alors la santé est encore parfaite, et bien rarement, à cette époque, *la toux qu'occasionne l'affection de poitrine engage le malade à consulter un médecin* » (4).

---

(1) Bayle. Recherches sur la phtisie, p. 73.
(2) Laennec. Traité de l'auscultation médiate, t. I, p. 681.
(3) Id. Op. cit., p. 699.
(4) Id. Op. cit., p. 653.

Andral, après avoir énuméré les trois états morbides que l'on remarque le plus ordinairement avant que l'on observe les signes qui annoncent l'existence des tubercules pulmonaires, trace de la phlegmasie muqueuse des voies aériennes un tableau si parfaitement exact, que nous pourrions emprunter sa description terme pour terme, pour l'appliquer à cette modalité clinique initiale de la tuberculose pulmonaire, que nous désignons du nom de forme irritative ou inflammation chronique.

« Cette phlegmasie muqueuse, dit-il, n'est d'abord accompagnée d'aucun symptôme grave ; mais après qu'elle a persisté pendant un temps plus ou moins long, soit qu'on ait négligé de la traiter convenablement, soit, ce qui n'est que trop commun, qu'elle ait résisté au traitement le plus rationnel, la respiration libre jusqu'alors devient gênée, un petit mouvement fébrile s'établit, l'embonpoint diminue, et tout annonce l'existence de tubercules pulmonaires.

Mais ce qu'il ne faut jamais perdre de vue, c'est que pour qu'une inflammation de la muqueuse des voies aériennes soit suivie de tubercules pulmonaires, il faut nécessairement admettre une prédisposition... En quoi d'ailleurs consiste cette prédisposition ? Nous l'ignorons totalement » (1).

Plus loin, Andral ajoute : « Ce n'est pas toujours à la suite d'une première et d'une seconde bronchite qu'on voit se développer les symptômes de la phtisie pulmonaire... Il est des individus qui, pendant un long espace de temps, souvent même plusieurs années, contractent des bronchites avec une remarquable facilité. » Andral divise en deux classes ces individus : « 1° Ceux qui sont sujets à s'enrhumer; 2° Ceux qui diffèrent des premiers par leur état valétudinaire habituel : ils ont ce qu'on appelle une constitution délicate » (2).

Andral signale enfin le caractère récidivant de la toux :

---

(1) ANDRAL. Clinique médicale, t. IV, p. 29.
(2) ID. Op. cit., p. 30 et 31.

« Cette petite toux sèche qui marque le début d'un certain nombre de phtisies, présente encore un autre caractère qu'il ne faut point négliger : c'est qu'après avoir cessé, elle est très sujette à récidiver. La cause la plus légère suffit pour la rappeler avec une remarquable facilité » (1).

Louis mentionne également « qu'il est des cas où la phtisie débute par une toux ordinairement peu considérable, et les malades n'y faisaient d'abord aucune attention, croyant n'avoir qu'un simple rhume, auquel plusieurs d'entre eux étaient sujets » (2).

Bouillaud n'est pas moins affirmatif : « Il faudrait réellement fermer les yeux à la lumière pour soutenir que l'on ne voit pas souvent, chez des individus prédisposés, un véritable rhume de poitrine (catarrhe bronchique, bronchite ordinaire) être suivi, quand il se prolonge, quand il est négligé, pour me servir d'une expression vulgaire, de la tuberculisation des poumons. J'ai recueilli un si grand nombre de cas évidents de ce genre, qu'aucune espèce de doute à cet égard ne saurait subsister dans mon esprit » (3). « Quoi qu'il en soit, je ne saurais trop le répéter, conclut-il, le grand secret de prévenir la formation des tubercules chez un bon nombre de sujets, c'est de bien traiter et de guérir promptement les rhumes dont ils sont affectés » (4).

Dans la *Clinique médicale de la Charité,* Bouillaud avait cité cette opinion de Pringle « *que tout rhume négligé et traînant en longueur est une phtisie commençante* » (5).

« Jamais, enseignait Trousseau, vous ne pouvez annoncer à celui qui prend un rhume quand il en sera débarrassé » (6). Il n'est pas rare, disait-il également, de constater l'existence

(1) Andral. Clinique médicale, p. 99.
(2) Louis. Recherches sur la phtisie, p. 186.
(3) Bouillaud. Nosographie médicale, p. 572, t. II.
(4) Id. Op. cit., p. 602, t. II.
(5) Id. Clinique médicale de la Charité, t. III, p. 29.
(6) Trousseau. Clinique médicale de l'Hôtel-Dieu, t. I, p. 573.

d'une tuberculisation au premier degré chez des individus de belle santé en apparence, qui se plaignent seulement d'être enrhumés (1).

« Chez l'individu prédisposé, écrivait Cruveilher, le moindre rhume prend le caractère tuberculeux. La première toux devient le premier symptôme de la phtisie pulmonaire; tandis que chez l'individu non prédisposé, les bronchites les plus intenses, les plus prolongées et les plus répétées n'aboutissent presque jamais à la tuberculisation; et c'est à cette série de faits que faisait allusion Laënnec lorsque, contradictoirement à Broussais, il niait que l'inflammation eût la moindre part à la production de la phtisie pulmonaire, et, dans l'emportement de son zèle, allait même jusqu'à dire que l'inflammation était une sorte de préservatif de la tuberculisation » (2).

« La bronchite chronique, écrivait-il encore, est constante dans la tuberculisation pulmonaire...., la bronchite a-t-elle précédé ou suivi la formation des tubercules? L'expression populaire de rhume négligé semblerait militer en faveur de l'antériorité de la bronchite dans le plus grand nombre des cas. Mais la bronchite qui conduit aux tubercules pulmonaires ou plutôt qui éveille une prédisposition tuberculeuse latente, n'est pas la phlegmasie muqueuse des grosses bronches, mais bien la bronchite capillaire » (3).

Avec Pidoux nous trouvons une étude approfondie des symptômes généraux (amaigrissement, état fébrile) qui, joints à la toux, impriment à cette dernière manifestation un caractère plus significatif.

« La toux, dit-il, est un symptôme vulgaire, propre à toutes les affections des voies respiratoires. Je ne crois pas que, considéré en lui-même, ce symptôme puisse offrir dans la phtisie un caractère pathognomonique. Comme tous les autres symp-

---

(1) Trousseau. Clinique médicale de l'Hôtel-Dieu, p. 576, t. I.
(2) Cruveilher. Anatomie pathologique générale, t. IV, p. 552.
(3) Id. Op. cit., p. 596.

tômes, celui-là, quelle que soit sa forme, ne tire sa valeur que de ses rapports avec les autres signes, avec la marche et la physionomie entière de la maladie (1).

La toux difficile, indépendamment de toute laryngite, la toux spasmodique, convulsive comme dans l'asthme, avec expectoration ou simplement pituiteuse, ou transparente et vitrée, visqueuse et très adhérente, sont une toux et une expectoration qui annoncent une évolution lente de la tuberculose (2).

Il est certain, en effet, que lorsqu'un individu tousse sans rhume proprement dit depuis un certain temps et qu'il a une bronchite chronique ou une *toux d'irritation,* on peut, même en l'absence des signes positifs fournis par l'exploration de la poitrine, soupçonner gravement l'existence de tubercules pulmonaires. Je suppose, est-il nécessaire de le dire, qu'il maigrit sensiblement sans autre cause positive de déchet dans la nutrition.

Si cela est vrai, la proposition contraire ne l'est pas autant. Un certain nombre de sujets, de ceux qui sont pourvus de puissants moyens de résistance, ont depuis longtemps des tubercules pulmonaires sans maigrir très sensiblement. Cependant, le plus grand nombre parmi eux maigrit jusqu'à un certain point, et, arrivé à ce point, cesse de maigrir, pour se conserver ainsi très longtemps. Il en résulte qu'il faut toujours explorer avec soin la poitrine des individus qui toussent indépendamment d'un rhume vulgaire (trachéite a frigore), parce que, chez quelques sujets à nutrition très vigoureuse et très autonome, l'amaigrissement du début fait défaut. Il est inutile d'ajouter que ce défaut est d'un excellent pronostic (3).

Il est des phtisiques, de ceux surtout qui ne sont encore affectés qu'au premier degré de la forme granuleuse limitée au sommet d'un poumon, chez lesquels la fièvre hectique est

---

(1) Pidoux. Études générales et pratiques sur la phtisie, p. 283.
(2) Id. Op. cit., p. 290.
(3) Id. Op. cit., p. 261.

incomplète et ne se traduit que par la fréquence et la petitesse du pouls. Dans la journée, on ne constate aucune chaleur anormale. Le soir, même, il est difficile de percevoir une augmentation sensible de la température de la peau. Ce signe suffit cependant pour donner au médecin une forte présomption de l'existence d'une phtisie commencée, s'il existe d'ailleurs, d'autres symptômes rationnels, et, malgré l'absence de tout signe physique positivement perçu. Le plus souvent, un certain degré d'amaigrissement s'est produit avec ce signe. Ces deux faits réunis et en rapport l'un avec l'autre, ont non-seulement une grande valeur en diagnostic, mais un grand intérêt pathologique » (1).

Douglas Powell donne la description suivante du catarrhe alvéolaire (bronchite catarrhale fébrile) qu'il considère « comme le stade reconnaissable le plus primitif de la phtisie » *(as the earliest recognisable stage of phthisis).*

« Le sujet atteint de catarrhe alvéolaire a eu, pendant un temps plus ou moins long, une toux persistante, bien qu'elle puisse être légère ; et, durant ce temps, il s'est de plus en plus amaigri.

Les signes physiques, à ce moment sont très légers ; mais en rapport avec les symptômes, ils suffisent pour le diagnostic. Ces signes physiques qui ne sont que très peu marqués — et qui sont, pour cette raison, d'autant plus importants à reconnaître — sont ceux d'un catarrhe bronchique limité à un sommet; associés à une anomalie accentuée du murmure respiratoire à ce sommet, considérés en rapport avec les symptômes — plus particulièrement l'émaciation, la petitesse du pouls et l'élévation vespérale de température — ils donnent la preuve infaillible d'une phtisie commençante » (2).

---

(1) Pidoux. Études générales et pratiques sur la phtisie, p. 299.
(2) D. Powell. On diseases of the Lungs and Pleuræ. Londres, 1886, p. 294 et suiv.

Dans un article tout récent du « *Médical Record* » (1), *(Personal observations in pulmonary phthisis)* le Dr Thomas Neil McLean, d'Elizabeth (New-Jersey), signale un nouvel élément symptomatique qu'il regarde comme caractéristique et précurseur de la toux habituelle.

« Je suis de plus en plus convaincu, dit ce praticien, que le premier indice des conditions préparatoires ou prémonitoires de la bacillose pulmonaire (à côté de la mauvaise nutrition générale) est une légère toux répétée deux ou trois fois, le soir en se couchant.

Cette toux précède la toux matinale d'une période considérable, dont la longueur varie suivant les différents sujets. C'est une petite chose, mais son étiologie est d'une extrême importance. C'est le symptôme de diagnostic, qui, trouvé et interprété par le médecin, lui donne un énorme avantage dans la prévention et le traitement de la phtisie ».

L'auteur cherche à l'expliquer de la façon suivante :

« Le changement subit de position (de la station au décubitus) provoque une modification dans la circulation du sang et de l'air dans le tissu pulmonaire. Il se produit momentanément une congestion passive ou hypérémie, due à une expansion insuffisante des capillaires et des vésicules.

Les causes multiples qui altèrent l'élasticité pulmonaire en diminuant la tonicité nerveuse et musculaire, finissent par déterminer une dilatation graduelle des capillaires ; et l'on conçoit que la congestion passive ainsi produite fournisse à l'évolution des tubercules un terrain favorable ».

Des nombreuses citations qui précèdent, pouvons-nous maintenant dégager des notions cliniques qui nous autorisent à admettre une ***modalité clinique du début*** de la tuberculose pulmonaire chronique, répondant à la dénomination de ***forme irritative ou inflammatoire chronique?***

---

(1) Numéro du 14 mai 1898, p. 688.

La difficulté ne nous semble pas insurmontable.

Assurément nous ne saurions déclarer tuberculeux tous ceux qui toussent : ce serait défigurer notre pensée que nous prêter cette intention.

La toux est un symptôme vulgaire, banal ; mais, en dépit de sa banalité, n'est-il pas un peu logique de considérer ce symptômè comme la manifestation d'un état anormal de la muqueuse des voies respiratoires, digne d'attirer notre attention, à plus forte raison lorsque cette toux revêt un caractère de persistance et de ténacité ?

Avec ce que nous savons aujourd'hui de la diffusion du bacille de Koch dans les poussières aériennes, est-il difficile d'admettre que, parmi les tousseurs, il en est beaucoup qui témoignent, par ce seul symptôme, de la lutte engagée entre leur organisme et le bacille qui a pénétré par une brèche de la muqueuse broncho-pulmonaire.

Si l'individu est un terrain défavorable à l'agresseur, ou si l'économie se défend convenablement, la lutte peut se circonscrire à la porte d'entrée pendant un temps plus ou moins long et même s'y limiter définitivement : ainsi peut-on expliquer que des individus ayant toussé pendant plusieurs années, voient leur santé se rétablir complètement et meurent à un âge avancé sans être jamais devenus tuberculeux : qui pourrait alors affirmer que ces sujets n'ont pas été *bacillisés* à une période de leur existence ?.....

Mais souvent on n'attache à cette toux aucune importance, et l'on espère que « *le rhume se passera comme il est venu* ».

C'est malheureusement l'histoire du plus grand nombre des phtisiques ; nous ne saurions trop le répéter : l'incurie mène au tombeau plus de gens que la peste et la guerre réunies.

Qu'à l'état catarrhal habituel se joigne un degré même peu prononcé d'amaigrissement, faut-il attendre que le malade accuse la déperdition de ses forces, la sensation de fatigue vite ressentie, — indices certains d'un état général déjà précaire — pour le considérer comme en état d'imminence d'une tuberlose en voie de formation, si ce n'est même déjà un fait accompli ?

Pour notre part, nous ne le pensons point ; on ne tousse pas ainsi *sans raison* durant des mois et même des années.....

Le catarrhe bronchique persistant et la médiocrité de l'état général éveilleront en notre esprit le soupçon d'une « *bacillose sous roche* ».

L'examen de l'appareil respiratoire nous paraît exiger alors toute l'attention du praticien, et l'existence des signes stéthoscopiques les plus légers (inspiration rude et basse, diminution minime de l'élasticité pulmonaire) nous semble commander l'intervention thérapeutique active.

Point n'est d'ailleurs besoin d'effrayer le malade en lui révélant nos soupçons ou nos craintes ; mais comme il est indispensable de s'assurer de sa docilité, puisque sa vie dépendra des soins constants qu'il donnera à sa santé, il est de notre devoir de le prévenir avec ménagement des dangers auxquels il s'exposerait en négligeant de se soigner convenablement et consciencieusement.

Nous dirons à notre malade qu'il est *menacé de devenir tuberculeux, s'il ne consent pas à veiller sérieusement sur sa santé ;* et nous aurons ainsi simplement exprimé la vérité.

FORME HÉMOPTOÏQUE

Les formes de tuberculisation pulmonaire dans lesquelles l'hémoptysie est le symptôme primordial, quelquefois unique, ne sont pas aussi rares que certains auteurs semblent l'admettre.

La constatation de la présence des bacilles dès ce moment dans les crachats est une preuve de la nature le plus souvent tuberculeuse de l'hémoptysie ; si les symptômes cliniques se bornent là, c'est que l'organisme est réfractaire à l'invasion bacillaire, et qu'il réagit par des formations fibreuses qui ne sont, en réalité qu'un des modes évolutifs naturels (et le plus favorable) du tubercule (1).

Bayle déclarait « que la phtisie provoque l'hémoptysie, mais non pas qu'elle en est le résultat » (2).

« L'hémoptysie, écrivait Laënnec, est communément regardée comme une des causes les plus fréquentes de la phtisie pulmonaire..... L'opinion vulgaire, à cet égard, n'est encore appuyée que sur une application peu réfléchie de l'axiome *post hoc, ergo propter hoc*. En effet, le premier symptôme inquiétant et propre à donner l'éveil sur la maladie, chez la plupart des phtisiques, est ordinairement une hémoptysie ; mais si l'on examine la poitrine, on trouve souvent dès lors des signes propres

---

(1) Taburet. Contribution à l'étude séméiologique de l'hémoptysie au début de la tuberculose pulmonaire. *Thèse*, Paris, 1894.

(2) Bayle. Recherches sur la phtisie, p. 74.

à faire reconnaître des tubercules déjà existans ; on voit également reparaître l'hémoptysie à diverses époques au cours de la maladie : d'où l'on peut conclure qu'il est bien certain que la présence des tubercules dans le poumon est la cause occasionnelle la plus fréquente de l'hémoptysie. L'on conçoit facilement que cela soit ainsi, car les tubercules sont des corps étrangers qui, en se développant, pressent et irritent le poumon, à la manière de l'épine enfoncée ou de l'aiguillon de Van Helmont » (1).

« Assez souvent, ajoute Laënnec, une hémoptysie plus ou moins intense est le premier signe qui fasse soupçonner la phtisie, et d'après ce que nous avons dit de cette hémorrhagie, on peut voir que ce signe, quelque inquiétant qu'il soit, est toujours douteux. A cette époque de la maladie, plusieurs hémoptysies successives peuvent avoir lieu à des semaines ou à des mois d'intervalle, sans qu'on acquière la certitude de l'existence des tubercules » (2).

Il semblerait que l'auteur de l'*Auscultation médiate*, modifie avec circonspection la portée de ses affirmations précédentes.

La façon dont il formule cette sorte de restriction ne fait que confirmer notre manière de voir : les hémoptysiques dont parle Laënnec *n'étaient pas tuberculeux ;* et c'est avec raison qu'il pouvait alors considérer le crachement de sang comme un signe douteux, puisque les malades n'étaient pas encore *porteurs de tubercules en réalité* : il ne lui était vraisemblablement pas possible d'acquérir à ce moment la certitude de leur existence. Mais, nul doute que si Laënnec eût connu l'existence du bacille de Koch, il n'eût assurément déclaré que l'hémoptysie est, chez un grand nombre de sujets, le premier signe d'une bacillose en voie d'évolution.

Andral se déclarait partisan de la doctrine de Morton : *Phthisis ab hemoptœ.*

« Symptomatique de l'existence des tubercules dans un grand

---

(1) Laennec. Traité de l'auscultation médiate. p. 646.
(2) Id. Op. cit., p. 681.

nombre de cas, l'hémoptysie qui marque le début de la phtisie semble précéder la formation des tubercules.

Doit-on admettre qu'avant que l'hémoptysie se manifestât, des tubercules existaient déjà dans le poumon à l'état latent ?»

Andral admettait une congestion sanguine préalable « d'où résulte la production d'une hémoptysie », puisque, disait-il, il est facile de constater des tubercules « prenant naissance au milieu d'une portion de poumon frappé d'apoplexie » (1).

Ne savons-nous pas, aujourd'hui, que l'invasion bacillaire suffit à déterminer la congestion sanguine ?

Subsiste-t-il dès lors quelque difficulté à faire concorder l'opinion d'Andral avec la nôtre, et n'est-il pas rationnel de concevoir l'hémoptysie résultant de cette congestion sanguine, comme le premier indice de la bacillose ?

Au chapitre où il étudie les signes fournis par l'hémoptysie, Andral ajoute : « l'hémoptysie qui se lie à l'existence des tubercules pulmonaires se montre plus fréquemment pendant la première période de la phtisie. Chez un grand nombre d'individus, *c'est par cet accident que débute la maladie.*

Il n'est pas rare de voir des individus dont la santé se rétablit parfaitement à la suite d'une hémoptysie, de sorte que celle-ci semble ne se rattacher à rien de grave. Au bout d'un temps plus ou moins long, une seconde hémoptysie survient, puis une troisième, et ils se rétablissent encore ; enfin ils ont un nouveau crachement de sang, et cette fois ils ne reviennent plus à la santé : ils toussent, ils ont de l'oppression, et tous les symptômes de la phtisie pulmonaire se déclarent chez eux » (2).

Louis insiste longuement sur la valeur symptomatique de l'hémoptysie.

Selon lui, l'hémoptysie qui devance la toux et les crachats doit être considérée comme un symptôme qui décèle la présence des tubercules ; l'hémoptysie un peu forte lui paraît être

---

(1) Andral, Clinique médicale, p. 34 et suiv.
(2) Id. Op. cit., p. 162 et suiv.

surtout un symptôme précieux pour le diagnostic des tubercules dans leur première période.

« Dans quelques cas, dit-il, les premiers symptômes étaient précédés d'une hémoptysie plus ou moins forte, ou bien ils débutaient avec elle....(1).

Forte ou faible, l'hémoptysie devançait quelquefois la toux et les crachats d'un espace de temps plus ou moins considérable. Douze de mes malades (sur 123) étaient dans ce cas, et huit d'entre eux avaient éprouvé une hémoptysie un peu forte.

A part quelques exceptions malheureusement trop rares, l'hémoptysie un peu grave est le signe d'une affection tuberculeuse des poumons...., de manière qu'à moins d'une exploration extrêmement attentive et répétée, du sommet de la poitrine chez une personne qui aurait eu une hémoptysie sans symptômes ultérieurs, pendant longues années, on ne peut pas donner avec certitude ces cas pour preuve que l'hémoptysie peut être indépendante des tubercules pulmonaires.

Quant l'hémoptysie devançait les autres symptômes de l'affection tuberculeuse, elle était quelquefois suivie de dyspnée, débutait tout à coup, ordinairement au milieu d'une santé parfaite, sans cause appréciable.

J'ai observé quelques individus qui, ayant un certain nombre de tubercules dans les poumons, n'éprouvaient aucun symptôme qui annonçât leur présence, ou n'en éprouvaient que de généraux : en sorte que rien ne doit paraître moins étonnant que de voir des tubercules pulmonaires donner lieu, à une certaine époque de leur existence, à un seul symptôme, et en particulier au crachement de sang : et, pour toutes ces raisons, je pense que l'hémoptysie, une hémoptysie un peu forte, indique d'une manière infiniment probable, quelle que soit l'époque de son apparition, la présence de quelques tubercules dans les poumons » (2).

---

(1) Louis. Recherches sur la phtisie pulmonaire, p. 186.
(2) Id. Op. cit., p. 199 et 200.

Bouillaud rangeait parmi les causes occasionnelles de l'hémoptysie « l'existence de tubercules crus et nombreux dans le poumon » (1).

« Chez les tuberculeux, disait Trousseau, les hémoptysies étant en général transitoires et se manifestant au début de la phtisie, le malade ne vient pas à l'hôpital.

Dans la jeunesse, dans l'adolescence, dans la première partie de l'âge mûr, de la seizième à la quarantième année, l'hémoptysie est le plus ordinairement sous la dépendance des tubercules pulmonaires.... On doit songer à une hémoptysie symptomatique de la présence des tubercules, et tôt ou tard l'auscultation de la poitrine vous donnera la confirmation positive de ce diagnostic.

Dans la phtisie pulmonaire, l'expectoration sanglante survient, soit avant toute autre manifestation de la maladie, dont elle peut être alors le premier symptôme, soit après que l'affection tuberculeuse est devenue évidente » (2).

Nous retrouvons dans Cruveilher la même constatation : « La plupart des phtisies pulmonaires débutent par une hémoptysie » (3).

Il établit un rapprochement entre les hémoptysies du début et les grandes hémoptysies de la fin de la maladie : « Ainsi, dit-il, l'hémorrhagie qui est si souvent le premier symptôme, le symptôme initial, précurseur de la phtisie pulmonaire, est quelquefois le dernier, ou au moins ne survient qu'à une période avancée de la maladie » (4).

Dans la description qu'il donne de la « Variété hémorrhagique de consomption », Williams cite le passage suivant qu'il emprunte à Sir Thomas Watson : « Si une personne crache le sang, laquelle n'a reçu aucune contusion à la poitrine, chez

---

(1) Bouillaud. Nosographie médicale, t. V, p. 394.
(2) Trousseau. Clinique médicale de l'Hôtel-Dieu, t. I, p. 551.
(3) Cruveilher. Anatomie pathologique générale, t. IV, p. 584.
(4) Id. Op. cit., p. 585.

qui les fonctions utérines sont saines et normales, et qui n'a pas de maladie de cœur, il y a fortement à craindre que des tubercules existent dans les poumons de cette personne » (1).

Et il ajoute plus loin : « Il nous a généralement été permis de découvrir des signes de maladie, durant la vie, dans les poumons de tous ceux des malades qui avaient eu une hémoptysie prononcée, sans coïncidence de cardiopathie, de traumatisme pectoral ou de désordres de la menstruation » (2).

Nous devons à l'esprit ingénieux et observateur de Pidoux l'exposé le plus rationnel et le plus approfondi de la valeur symptomatique de l'hémoptysie du début de la tuberculose.

Il s'est attaché à montrer combien sont rares, en réalité, les hémoptysies dites supplémentaires, indépendantes de toute influence tuberculeuse ; et cette étude qui constitue un des plus intéressants chapitres de son livre (3) mérite d'être reproduite en son entier.

Toute interprétation, si fidèle qu'elle puisse être, affaiblirait, selon nous, la portée de cette merveilleuse discussion :

« Les faits ne sont pas rares, qui montrent l'hémoptysie comme la première manifestation de la phtisie tuberculeuse des poumons. Cette première hémoptysie est même quelquefois très abondante, plus abondante que toutes celles qui la suivront. C'est comme un symptôme révélateur foudroyant. Le plus souvent, dans ce cas, l'auscultation est encore tout-à-fait négative. L'individu se rétablit complètement et rien ne trahit l'existence des tubercules pulmonaires. Presque toujours pourtant le poumon en renferme déjà. La formation des tubercules, à moins qu'elle ne soit très lente chez des sujets froids, torpides, profondément lymphatiques, s'accompagne presque souvent d'une congestion sanguine du poumon affecté.

Cette congestion se manifeste de trois manières : 1° par une

(1) Williams. Pulmonary Consumption. Londres, 1871, p. 139.
(2) Id. Op. cit., p. 142.
(3) Pidoux. Études générales et pratiques sur la phtisie, p. 262 et suiv.

hémoptysie faible ou forte, depuis les simples crachats hémoptoïques rosés ou tout-à-fait sanglants, jusqu'à l'expectoration abondante de sang pur ; 2° par une irritation vasculaire chronique peu intense, sourde, généralement développée au sommet d'un poumon, autour de granulations grises plus ou moins nombreuses, avec un pouls fréquent, subhectique, sans chaleur fébrile, si ce n'est un peu le soir : 3° enfin par une pneumonie catarrhale tuberculeuse.

En somme, l'éruption du tubercule se passe rarement d'une irritation vasculaire sanguine concomitante, soit inflammatoire à tous les degrés, soit hémorrhagique.

Baron, M. Andral, M. Luys ont toujours observé une petite suffusion sanguine à la naissance du tubercule ou dans le point qui va être occupé par lui.

... On dispute beaucoup sur la question de savoir si toute hémoptysie bien constatée est un signe certain de tuberculose pulmonaire. Les opinions varient beaucoup et se tiennent souvent à des distances inconcevables, depuis Trousseau qui croit pouvoir affirmer que sur un nombre donné de véritables hémoptysies, il y en a autant de non tuberculeuses que de tuberculeuses, jusqu'à Laënnec et M. Louis qui, chez les hommes surtout, regardent l'hémoptysie comme presque toujours, pour ne pas dire toujours, tuberculeuse.

Comment l'observation peut-elle donner des résultats si différents chez des hommes également capables et expérimentés ?

Je commence par dire que ma statistique sur ce point me donne des chiffres qui se rapprochent beaucoup moins de ceux de Trousseau que de ceux de Laënnec, de M. Louis, etc...

L'opinion de mon maître me paraît excessive, certainement même elle est erronée. En dehors des affections du cœur et des gros vaisseaux, en dehors de certaines déviations hémorrhagiques naturelles, telles que les règles et les hémorrhoïdes, déviations dont on a beaucoup exagéré la fréquence et le caractère purement supplémentaire, on peut dire que presque toutes les hémoptysies se rattachent plus ou moins immédiatement à la tuberculose pulmonaire. Ceux qui prétendent le contraire oublient sans doute combien est grand le nombre des individus qui ont des tubercules pulmonaires et qui ne deviennent jamais phtisiques. Ils comptent comme des épistaxis, des hémorrhagies cataméniales, hystériques et hémorrhoïdaires des poumons, tous les cas d'hémoptysie qu'ils ont observés chez des sujets où la phtisie n'a pas évolué du commencement jusqu'à la fin, ou bien chez lesquels l'auscultation et la percussion ne leur ont pas permis d'affirmer la présence des tubercules. Je ne connais pas de plus grand sophisme que celui-là.

Il y a beaucoup de tuberculeux non phtisiques, j'entends par là beaucoup de personnes qui ont quelques tubercules de la variété caséeuse ou épithéliale que Laënnec appelait des tubercules crus qui, en naissant, déterminent des hémoptysies plus ou moins abondantes. Ces tubercules restent inertes ; ils peuvent même, à cause de leur nature grasse, être plus ou moins résorbés ou bien passer à l'état calcaire. Ils sont morts et toute crainte de phtisie avec eux, soit parce que chez les sujets dont il s'agit, la tuberculose est généralement locale et peut exister sans diathèse, soit parce que des éléments d'antagonisme pathologique existent chez eux et préservent l'économie, soit enfin parce qu'ils sont asthmatiques et emphysémateux, ou dans l'imminence de ces affections.

Pour bien comprendre la valeur de cette démonstration, il faut d'abord se rappeler que l'hémoptysie est, comme je l'ai déjà dit, un accident du début de la tuberculose pulmonaire qui précède souvent toute autre manifestation. Il faut ajouter que l'abondance et la fréquence de ces hémoptysies ne sont pas en rapport avec les tubercules, ni avec l'étendue et la gravité de la tuberculose des poumons. C'est même bien souvent l'inverse : beaucoup d'hémoptysie avec peu de tubercules, et plus souvent encore, beaucoup de tubercules et peu d'hémoptysie.

Qu'on rapproche maintenant de tous ces faits cliniques cet autre fait nécropsique si avéré aujourd'hui, du grand nombre de vieillards des deux sexes qui meurent à Bicêtre et à la Salpêtrière, de maladies tout-à-fait étrangères à la phtisie, et dont les poumons offrent à l'autopsie, soit des tubercules inertes depuis longtemps, soit des tubercules crétacés, soit des cicatrices linéaires ou froncées, ou encore de petites cavités à intérieur pseudo-muqueux qui témoignent de l'existence ancienne de tubercules évacués, etc., et on verra se réduire à un infiniment petit nombre les hémoptysies qui ne se rattachent pas plus ou moins immédiatement à la tuberculose des poumons.

Je dis, « plus ou moins immédiatement », parce que je veux rendre toute justice possible à ces cas de déviation hémorrhagique menstruelle ou autre, dont on parle toujours quand on se propose de prouver l'existence des hémoptysies non tuberculeuses. J'ai déjà eu trois fois l'occasion de m'assurer qu'il faut se défier des jeunes filles qui ont leurs règles par les poumons. Cette métastase hémorrhagique a toujours sa raison d'être. Ce n'est pas sans cause qu'on est réglé par les poumons. Or, cette cause est presque toujours une épine métaphorique, comme disait Van Helmont, une irritation tuberculeuse d'un point du poumon. Pourquoi l'effort hémorrhagique, qui a pour terme fonctionnel l'utérus, serait-il détourné sans cause vers la poitrine?

Je conseille aux praticiens d'examiner avec soin les femmes et les filles qui ont des hémoptysies menstruelles, et alors même que leurs poumons leur sembleraient exempts de toute lésion — ce dont la percussion et l'auscultation ne peuvent jamais donner la certitude — de veiller sur elles et de les traiter comme si elles étaient tuberculeuses ou prochainement menacées de l'être.

Qui ne sait que chez celles qui sont positivement tuberculeuses, qui sont même engagées dans la phtisie proprement dite, les hémoptysies ont presque constamment lieu vers l'époque menstruelle et que, s'il n'y a pas toujours alors hémorrhagie, il y a invariablement congestion pulmonaire exprimée par une toux plus opiniâtre, plus de dyspnée, des douleurs pectorales, de la fièvre, etc., etc.

Quant aux hémoptysies qu'on signale comme supplémentaires d'autres fluxions sanguines habituelles, les hémorrhoïdes par exemple, je ferai remarquer aussi que les tuberculoses arthritiques — qu'on observe si souvent chez des hémorrhoïdaires — sont plus fécondes en hémoptysie que les autres et que ces sortes de sujets ont, dans leurs reliquats d'arthritisme, des moyens d'antagonisme assez puissants pour limiter une tuberculose commençante et légère, et dont les signes physiques sont nuls ou douteux, et peuvent échapper à un observateur qui compte, dès lors, les cas de ce genre comme des hémoptysies tout-à-fait indépendantes de la tuberculose pulmonaire.

S'est-on suffisamment demandé aussi ce que deviennent, ce que sont devenus ces hémoptysiques qu'on a crus exempts de toute atteinte de tuberculose pulmonaire? C'est généralement jeunes qu'on les a vus cracher le sang. Connaît-on le sort de leur poitrine depuis 50 jusqu'à 75 ans, par exemple! Combien peut-être de tuberculeux ont passé à la phtisie, pendant cette période de la vie que les personnes du monde et même les médecins peu versés dans la clinique phtisiologique, regardent comme très peu favorable au développement de la consomption pulmonaire! Il y a cependant encore tant de phtisiques de 50 à 60 ans, même au-delà! Mais à cet âge on a peu d'hémoptysies, malgré les tubercules, tandis que dans la jeunesse on en a beaucoup plus souvent et de beaucoup plus abondantes, malgré le peu de tubercules, quelquefois même avec une simple *irritation congestive* et hémorrhagique du poumon, *prodromique d'une tuberculose pulmonaire naissante* ou *seulement imminente.*

... Je ne connais pas de diathèse locale ou générale autre que la tuberculeuse qui se manifeste par des hémoptysies. Il n'est pas question de la diathèse arthritique... D'ailleurs, on ne doit pas oublier une chose, c'est que quand les diathèses arthritique et herpétique se traduisent par des hémoptysies, comme on en cite des cas, il y a des causes de cette anomalie et que ces causes sont ordinairement une altération et une transformation rétrograde des diathèses dont il s'agit...

Encore une fois, l'hémoptysie n'est pas un symptôme ou un accident ordinaire de la goutte et de la dartre, ni même d'autre maladie quelconque; craignez donc la seule qui prenne cette forme, et faites attention à la phtisie : le pronostic c'est toute la médecine (1).

... Je pense que beaucoup d'hémoptysies précèdent ou accompagnent la formation des granulations tuberculeuses au sommet des poumons dans les phtisies lentes, constitutionnelles, non fébriles et où rien ne prouve l'existence de la pneumonie caséeuse.

Les hémoptysies sont plus fréquentes chez les phtisiques jeunes que chez les phtisiques âgés... Les femmes m'ont toujours paru supporter les hémoptysies tuberculeuses avec moins de dommage que les hommes » (2).

Pidoux expose ensuite son opinion sur la cause de l'hémoptysie : en lisant ce passage, où l'interprétation du phénomène demeure si parfaitement d'accord avec les théories nouvelles, puisqu'il suffirait de substituer à l'expression de « *travail tuberculisant* » les mots d' « *invasion bacillaire* », nous nous demandons quelles eussent été les impressions de l'auteur, s'il eût vécu quelques années encore, jusqu'à la découverte mémorable de Koch.

Sans doute l'esprit lumineux de l'irréductible adversaire de la spécificité ne se fût pas longtemps refusé à adopter les nouvelles doctrines qui venaient, sur bien des points, justifier les explications que son imagination lui avait fait concevoir.

« L'hémoptysie, dit Pidoux, quand elle existe, n'a pas pour cause réelle et immédiate la présence physique des lésions tuberculeuses formées.

Il est certain pourtant que lorsque l'hémoptysie tuberculeuse se déclare, il y a un « *travail tuberculisant* » opéré ou qui s'opère ; et c'est ce travail même, plus ou moins avancé, et généralement « *à son début* » qui détermine autour de son foyer un nouveau mode de circulation ; qui créera même plus tard

(1) Pidoux. Etudes générales et pratiques sur la phtisie, p. 268.
(2) Id. Op. cit., p. 276.

une zone circulaire nouvelle, formée de vaisseaux nouveaux plus ou moins embryonnaires, malades, fragiles, par conséquent et très hémorrhagipares.

Telle est la cause réelle, la raison d'être de l'hémoptysie tuberculeuse » (1).

En terminant le chapitre consacré à l'hémoptysie, Pidoux croit devoir insister encore sur l'importance de sa signification : « Il est des organes, les fosses nasales, le rectum, l'utérus, qui peuvent être le siège d'hémorrhagies fréquentes, abondantes même, lesquelles ne présentent cependant aucune altération déterminée de ces surfaces de rapport. Il n'en est pas ainsi des poumons. La nature ne les choisit pas pour le terme de ces fluxions hémorrhagiques non morbides, quelquefois salutaires, qu'on peut regarder comme des servitudes organiques et des fonctions accidentelles plutôt que comme des maladies. Toutes les fois qu'ils sont le siège d'une hémorrhagie, il faut donc se défier et plus de quatre-vingt-quinze fois sur cent, se défier de la tuberculisation pulmonaire » (2).

Powell considère également qu' « en excluant les maladies de cœur, le traumatisme ou l'effort excessif..., l'hémoptysie, dans la grande majorité des cas, est la signification d'une phtisie existante ou qui menace, et qu'elle en est un des signes positifs les plus importants.

Sans doute, nombre de gens se rétablissent complètement après l'hémoptysie, mais ce retour à la santé n'est durable que chez ceux dont les antécédents familiaux sont bons, et qui peuvent et veulent accepter de se soigner, et se mettent dans des conditions d'existence nouvelles et plus convenables.

Considérée à la légère et traitée sans soin, l'hémoptysie n'est que l'avant-coureur de la phtisie.

C'est d'autre part un fait incontestable que, dans un certain nombre de cas, une hémoptysie est le symptôme tout-à-fait

(1) Pidoux. Etudes générales et pratiques sur la phtisie, p. 277.
(2) Id. Op. cit., p. 280.

initial de l'affection pulmonaire, devançant même d'un temps considérable, tous les signes physiques dignes de confiance » (1).

Nous citerons enfin M. Grancher qui a nettement indiqué la valeur symptomatique de l'hémoptysie.

La recherche bactériologique apporte, selon lui un supplément d'information toujours précieux, lorsque le résultat en est positif ; mais cette confirmation bactérioscopique peut faire défaut, dans bien des cas ; et, même à la suite d'examens plusieurs fois répétés, l'absence du bacille dans les crachats muco-sanguinolents consécutifs à l'hémoptysie, ne donne pas le droit de « conclure à une hémoptysie *sine materia*, et d'invoquer l'influence nerveuse ou la congestion menstruelle ou la dérivation sanguine en écartant la tuberculose ».

M. Grancher ne « croit pas qu'on soit autorisé à nier les hémoptysies non tuberculeuses purement fluxionnaires, » mais il pense « qu'une première hémoptysie, même en l'absence de bacilles dûment constatée par de nombreux examens, doit être considérée a priori et pratiquement comme symptomatique de tuberculose, quand une lésion cardio-vasculaire ne peut pas l'expliquer » (2).

Dans ses leçons cliniques à l'hôpital des Enfants, en 1895, insistant sur la façon dont il faut envisager toute hémoptysie survenant brusquement chez un individu bien portant, M. Grancher concluait en des termes qui résument, en quelque sorte, toute notre discussion : « *Toute hémoptysie survenant avant 40 ans, et qui n'est pas d'origine cardiaque, est, de règle, tuberculeuse* » (3).

Nous ne saurions enfin passer sous silence ces considérations si intéressantes du pronostic des hémoptysies, d'autant qu'on

---

(1) Powell. On diseases of the Lungs and Pleuræ, 1886, p. 353 et 355.
(2) Grancher. Maladies de l'appareil respiratoire, 1890, p. 198 et 199.
(3) Grancher. *Bulletin médical*, 1895, p. 816.

peut nous objecter — non sans raison — qu'il est des gens qui, en dehors de toute influence cardio-vasculaire, ont éprouvé des crachements de sang parfois abondants et qui ne sont jamais devenus tuberculeux.

Nous voulons parler de ces faits qui, pour n'être pas fréquents, n'en sont pas moins curieux, et d'autant plus intéressants à connaître pour le praticien, qu'ils semblent destinés, par l'effet de quelque mystérieux paradoxe de la nature, à atténuer par une lueur d'espérance les angoisses que provoquent chez le patient et dans son entourage, les allures parfois dramatiques de cette alarmante manifestation.

Il est des cas où des hémoptysies terribles par leur abondance et leur répétition, *semblent juguler* la maladie, et mettent un terme à son évolution.

Cela n'avait pas échappé à l'observation de Pidoux, qui ne mentionne cependant, à ce sujet, que ce qui concerne une première hémoptysie :

« Il me sera même permis, dit-il, de faire remarquer qu'une première hémoptysie peut juger quelquefois dans la jeunesse une tuberculose à l'état naissant, et épuiser cette grave disposition. On me demandera de le prouver. Certes, je ne le prouverai pas anatomiquement ; pas même au moyen des démonstrations rigoureuses de la clinique ; mais je me croirai suffisamment autorisé à l'admettre médicalement et comme praticien, toutes les fois que je verrai un sujet dont les antécédents héréditaires et personnels sont suspects et inclinés vers la tuberculose pulmonaire, cracher du sang à plusieurs reprises, au milieu de conditions inquiétantes, et que, ces accidents terminés, j'observerai, après une puberté mal commencée et bien finie, un essor et un développement inespérés de la santé et des forces.

... Dans ces cas, l'hémoptysie, quoique symptomatique d'une susceptibilité tuberculosique imminente, n'en a pas moins amené une évacuation éliminatrice de cette disposition morbide.

... Je conviens, ajoute Pidoux, que pour professer une

pareille opinion clinique, il ne faut être ni fataliste ni spécifiste en Phtisiologie » (1).

Or, n'est-il pas curieux de retrouver aujourd'hui les idées de Pidoux confirmées et même étendues par un des Maîtres actuels de la Médecine, dont les travaux font autorité en matière de tuberculose.

Il est vrai que M. Grancher est un adversaire aussi déclaré du fatalisme qu'un partisan convaincu de la spécificité :

« Les grands hémoptysiques, dit-il, même s'ils sont tuberculeux avérés, guérissent assez souvent.

Nous connaissons un jeune médecin qui se porte à merveille aujourd'hui et qui, il y a dix ans, crachait en quelques semaines plusieurs litres de sang. Il était à cette époque en traitement à Alger pour une tuberculose classique avec signes physiques certains, crachats purulents, etc. « Chaque hémoptysie, me disait-il récemment, me soulageait, et ma guérison, mon amélioration, si vous préférez, a commencé aussitôt après ces grandes hémoptysies ».

Le fait n'est pas commun, à coup sûr, mais il est curieux, et nous autorise, avec beaucoup d'autres, à regarder l'hémoptysie comme un phénomène excentrique peu subordonné à l'évolution ou à la quantité des tubercules » (2).

Les notions cliniques recueillies au cours de cette étude détaillée de l'hémoptysie, nous autorisent-elles à considérer une *modalité clinique du début* de la tuberculose **caractérisée** par ce seul symptôme du *crachement du sang ?*

Il nous semble que, par la fréquence des cas où l'hémoptysie constitue la révélation primordiale de l'invasion bacillaire, et demeure parfois longtemps la seule manifestation extérieure

(1) Pidoux. Études générales et pratiques sur la phtisie, p. 267.

N'est-ce pas, avec quelques variantes légères, une idée analogue à celle de M. Dieulafoy sur ce qu'il décrivait à son cours à la Faculté en 1893-1894, sous le nom d'hémoptysies prétuberculeuses : Hémoptysies de défense.

(2) Grancher. Maladies de l'appareil respiratoire, p. 199.

d'un processus morbide très lent dans son évolution — qui « marque le pas » pour ainsi dire, — il devient légitime d'admettre la ***forme hémoptoïque*** de début de la bacillose pulmonaire chronique.

Dans ces conditions, à part des circonstances particulières, nous considérerons tout hémoptysique comme un malade en voie d'imminence tuberculeuse, nous dirigerons en ce sens nos investigations stéthoscopiques, et nous le traiterons surtout comme tel, sans perdre un temps précieux.

C'est une conviction de sentiment que nous gardons, et que nous espérons pouvoir justifier par les nombreux arguments empruntés aux grands cliniciens, sous la haute autorité desquels nous nous sommes efforcé d'abriter notre modeste opinion.

FORME PLEURO-PULMONAIRE

De cette modalité clinique du début de la tuberculisation pulmonaire, rare chez l'enfant, plus fréquente au contraire chez l'adulte, M. Grancher a donné une description si complète et si solidement étayée par un faisceau d'observations irréfutables, que l'étude qu'il en a faite pourrait amplement suffire à tous les points de vue, et qu'il paraîtrait sans doute légitime de s'y tenir, tant la question qui nous intéresse a été traitée avec la clarté et la précision dignes d'un tel maître.

Cependant, désireux de chercher le trait d'union indispensable à l'éducation d'un esprit vraiment médical, entre les vieilles et saines traditions cliniques — résultats d'une admirable puissance d'observation — et les données scientifiques modernes — fruits déjà nombreux de savantes et laborieuses recherches —, nous croyons intéressant de reproduire l'opinion des Auteurs Classiques sur le sujet qui nous occupe actuellement.

Avaient-ils fait ressortir un rapprochement quelconque entre *la phase pleurétique initiale* et *la phase pulmonaire secondaire,* et retrouvons-nous, dans leurs œuvres, le témoignage d'une corrélation assez nettement établie entre les deux groupes de symptômes, pour nous permettre d'appuyer de leur autorité cette opinion généralement admise aujourd'hui que la pleurésie n'est souvent que le premier symptôme révélateur d'une tuberculose pulmonaire commençante?

Bayle mentionnait seulement que « dans les cas où l'on voit la phtisie venir à la suite de la pleurésie aiguë ou chronique, et où l'on ne manque pas d'accuser de cette funeste terminaison l'insuffisance du traitement administré..... l'observation prouve souvent que l'affection tuberculeuse a précédé la pleurésie » (1).

Laënnec signale le premier que la pleurésie peut constituer la manifestation primitive de la présence des tubercules. Réfutant l'opinion de Broussais, qui voulait que les tubercules fussent la terminaison de la pleurésie, Laënnec déclare : « Elle était, (cette opinion) uniquement fondée sur l'observation des symptômes et de la marche de la phtisie dans quelques cas. On voit en effet quelquefois se manifester chez un homme jusque-là bien portant ou à peu près, un point de côté, accompagné de fièvre aiguë.

Cette dernière tombe, mais la convalescence ne s'établit pas ou ne devient pas parfaite, et peu à peu les signes de la phtisie se manifestent successivement. Cette observation incomplète et superficielle ne peut tenir contre les faits d'anatomie pathologique, qui montrent que, dans le plus grand nombre de cas, les tubercules sont latens pendant un certain temps, et ne produisent aucune altération apparente dans la santé, et que, dans celui dont il s'agit, la pleurésie n'a été que la *première manifestation,* souvent même l'effet de la présence des tubercules, ou tout au plus une complication qui a hâté le développement de tubercules déjà *existans* » (2).

Et Laënnec ajoute plus loin : « Nous croyons donc pouvoir conclure rigoureusement que la pleurésie est très souvent un effet évident de la présence des tubercules dans le poumon...., les tubercules faisant l'office de l'épine de Van Helmont » (3).

Andral est assez bref sur ce point : « Les tubercules pulmonaires, encore crus et peu nombreux, déterminent ordinairement de légères pleurésies partielles qui s'annoncent surtout par la

---

(1) Bayle. Recherches sur la phtisie pulmonaire, p. 72.
(2) Laennec. Traité de l'auscultation médiate, p. 573.
(3) Id., op. cit., p. 577.

douleur, et qui donnent lieu aux adhérences celluleuses de la plèvre, adhérences presque constantes chez les phtisiques. Lorsque les tubercules sont immédiatement développés sous la plèvre pulmonaire, ils causent une pleurésie plus grave et qui se termine le plus communément avec épanchement » (1).

Pour Louis, c'est plus particulièrement la pleurésie double qui serait une manifestation tuberculeuse : « Si la pleurésie sèche qui se développe dans le cours de l'affection tuberculeuse et qui est ordinairement annoncée par des points douloureux passagers qui ont lieu tantôt à droite tantôt à gauche, si cette pleurésie est le plus ordinairement double, il en est quelquefois de même de la pleurésie grave, de celle qui s'accompagne d'un épanchement plus ou moins considérable, et celle-ci, une fois constatée, elle annonce d'une manière à peu près certaine l'existence d'une affection tuberculeuse qui avait pu être être méconnue jusque-là.

L'expression de pleurésie double est, pour moi, synonyme de tubercule ou tout au moins d'affection organique des poumons » (2).

Bouillaud considérait comme très peu fréquente la tuberculose suite de pleurésie : « Il est bien rare, il faut en convenir, de voir la tuberculisation pulmonaire naître à la suite d'une pneumonie et surtout d'une pleurésie aiguës, franches, légitimes.... » (3).

Nous retrouvons dans Cruveilher une affirmation conforme à celle de Laënnec : « Les hydropisies pleurales par cause locale sont quelquefois la conséquence de la maladie tuberculeuse du poumon. Quelquefois même l'hydropisie ou plutôt l'hydrophlegmasie pleurale en est le *premier symptôme*. Plus d'une fois j'ai été consulté pour des jeunes gens qui, au milieu de toutes les apparences de la bonne santé, avaient été pris de

---

(1) ANDRAL. Clinique médicale, p. 552.
(2) LOUIS. Recherches sur la phtisie, p. 333.
(3) BOUILLAUD. Nosographie médicale, p. 572.

pleurésie avec épanchement. Je croyais n'avoir affaire qu'à une pleurésie ordinaire, et par conséquent mon pronostic avait été favorable. La persistance du mouvement fébrile avec paroxysme le soir, l'insuffisance du traitement ordinaire, le dépérissement rapide des malades, ne tardaient pas à me faire soupçonner d'abord, puis reconnaître d'une manière positive, la présence des tubercules pulmonaires.

..... Les tubercules pulmonaires seraient bien plus souvent accompagnés d'hydrothorax, sans la facilité avec laquelle des adhérences s'établissent entre la plèvre costale et la plèvre pulmonaire » (1).

Pidoux s'étend peu sur ce point ; il reproduit avec une légère restriction l'opinion de Louis quant à la nature de l'épanchement bilatéral, dont il signale le caractère parfois hémorrhagique : « L'épanchement de la pleurésie tuberculeuse n'est généralement pas long à disparaître ; et alors au fur et à mesure qu'il est résorbé, le médecin qui voit les signes rationnels de la phtisie augmenter plutôt que diminuer, conçoit des inquiétudes, explore avec plus de soin et d'intelligence, et ne tarde pas à reconnaître la véritable affection de la poitrine.

...Il est un fait qui, avant toute autre raison, doit rendre suspecte la nature d'une pleurésie tuberculeuse, c'est le fait d'être double. Je ne vais pas aussi loin que M. Louis, et je n'affirmerai pas que toute pleurésie double est nécessairement tuberculeuse.

...Les épanchements (des pleurésies doubles tuberculeuses) y sont quelquefois sanguinolents ; ce qui est rare dans les pleurésies simples et même dans les doubles qui sont des manifestations du rhumatisme articulaire aigu » (2).

Trousseau enseigne qu'il est des pleurésies latentes qui peuvent constituer la seule manifestation de la diathèse tuberculeuse... l'appareil pulmonaire restant parfaitement sain (3).

---

(1) Cruveilhier. Anatomie pathologique générale, p. 68 et 69.
(2) Pidoux. Études générales et pratiques sur la phtisie, p. 326 et 327.
(3) Trousseau. Clin. méd. de l'Hôtel-Dieu, 5e édit., 1877, p. 789.

Il résulte de l'énumération qui précède, qu'à part Laënnec et Cruveilher, les auteurs classiques avaient en général peu insisté sur la valeur symptomatique de la pleurésie, considérée comme manifestation initiale de la tuberculose pulmonaire.

Un des premiers parmi les auteurs modernes, M. Landouzy a attiré l'attention à cet égard, et il est un de ceux qui ont été le plus loin dans cette voie : « 98 fois sur 100, dit-il, les épanchements pleuraux, les pleurésies dites *a frigore,* sont fonction de tuberculose apparente ou cachée, et de ce que l'on n'est pas toujours en mesure de le prouver, il ne s'ensuit pas que cette tuberculose primitive n'existe pas » (1).

De leur côté, MM. Kelsch et Vaillard ont démontré l'extrême fréquence de la pleurésie tuberculeuse chez les adultes (2).

Mais, c'est en somme aux travaux de M. Grancher que nous devons recourir pour nous documenter suffisamment sur cette forme clinique très fréquente de la tuberculisation pulmonaire, « d'autant plus intéressante qu'elle est difficile à démasquer et qu'elle a généralement été confondue avec les maladies communes ».

Cette forme à laquelle il a donné le nom de *Tuberculose pleuro-pulmonaire* est caractérisée selon lui « par un double processus de la plèvre et du poumon, qui s'associent au début de la maladie pour dépister tout diagnostic.

En effet, le malade semble atteint de pleurésie simple, et, dans la majorité des cas, les choses s'arrangent de telle sorte que les lésions du poumon passent inaperçues dans le cours de la pleurésie aussi bien qu'immédiatement après sa guérison apparente.

Cependant, il existait, dès l'origine, une tuberculose pulmonaire couverte et dominée par l'épanchement pleural, tuberculose qui continuera son évolution silencieuse ou bruyante, selon les cas, après la disparition de la pleurésie (3).

---

(1) Landouzy. *Gazette des hôpitaux,* 1884.
(2) Kelsch et Vaillard. *Archives de physiologie,* 1886.
(3) Grancher. Maladies de l'appareil respiratoire, p. 293.

M. Grancher divise l'évolution pathologique de la maladie en deux phases : la première, *pleurétique,* où le médecin reconnaît facilement la pleurésie et méconnaît la tuberculisation pulmonaire ; la seconde, *pulmonaire,* où les lésions du parenchyme deviennent évidentes, alors que la pleurésie a déjà disparu.

« L'important, dit-il, *est de reconnaître ces deux phases associées naturellement au début de la maladie.* Pour cela, il faut découvrir les symptômes pulmonaires derrière ceux de l'épanchement » (1).

M. Grancher envisage dès l'abord la pleurésie au point de vue général, et fait une large part aux pleurésies qui présentent une origine autre que la tuberculose, (F. typhoïde, F. éruptives, pneumonie) ainsi qu'aux pleurésies rhumatismales *a frigore.*

Puis il entreprend l'exposé des schèmes physiques sous-claviculaires dans la pleurésie. Cette longue démonstration, appuyée d'observations rigoureuses, ne saurait trouver place dans un travail comme celui-ci, et nous ne devons nous attacher qu'aux conclusions reproduites en abrégé par M. Grancher dans ses leçons cliniques à l'hôpital des Enfants en 1895.

On concevra, du reste, que nous ne nous occupions particulièrement ici que de la ***phase pleurétique,*** la seule qui nous intéresse véritablement, puisque nous l'envisageons comme le premier symptôme de l'invasion bacillaire, ***la modalité clinique de début.***

« Dans la forme pleuro-pulmonaire, explique M. Grancher, le phénomène qui attire presque uniquement l'attention du médecin est l'épanchement pleural ; mais il ne faut pas oublier que ce qui commande l'état de la plèvre, c'est l'état du poumon. Vous devez donc vous préoccuper de ce que devient le poumon sous l'épanchement, et surtout au dessus de l'épanchement, dans la partie qui reste très accessible à nos moyens

---

(1) Grancher. Maladies de l'app. respiratoire, p. 294.

d'investigation ; vous devez rechercher quel schème, c'est-à-dire quelle combinaison, quelle association de signes physiques existe au dessus de cet épanchement.

Je vous ai montré ici-même plusieurs malades présentant le schème II (Son +, Vibrations +, Respiration —) ; ce schème indiquait qu'il existait au sommet une induration pulmonaire, qu'il était logique d'attribuer à la tuberculose ; et celle-ci est apparue évidente dès que l'épanchement s'est résorbé » (1).

Les phénomènes généraux et fonctionnels sont ceux de toute pleurésie ; « ajoutez, dit M. Grancher, aux signes d'une pleurésie franche, classique, ou lente et subaiguë, avec épanchement moyen, le schème II, et vous possédez tout entière la symptomatologie de cette phase pleurétique » (2).

En dernier lieu, M. Grancher expose sur le pronostic de la tuberculose pleuro-pulmonaire d'intéressantes considérations plutôt faites pour nous rassurer ; il se déclare « convaincu de la guérison relativement facile de cette forme de tuberculisation pulmonaire ; beaucoup d'anciens pleurétiques ont cicatrisé ou sclérosé leurs tubercules naissants, et sont rentrés dans le groupe de ces « tuberculeux sans le savoir », qui meurent, dans un âge avancé, de tout autre chose que de la phtisie.

Malheureusement, par indocilité ou par insouciance, beaucoup de malades, au lieu de profiter du moment de répit qui sépare les deux phases de leur mal, recommencent leurs excès de travail ou de boisson, et la phtisie reprend sa marche momentanément suspendue » (3).

Le médecin doit donc s'efforcer de bien connaître cette modalité clinique fréquente du début de la tuberculose pulmonaire, afin de lui opposer une thérapeutique dont les chances de succès sont souvent grandes ; et son rôle est d'éclairer le

---

(1) Grancher. *Bulletin médical*, 1895, p. 815.
(2) Grancher. Maladies de l'appareil respiratoire, p. 308.
(3) Id. Op. cit., p. 315.

malade sur les dangers qui l'attendent s'il néglige de se soigner convenablement.

En résumé, toute pleurésie franche ou insidieuse doit engager le praticien à ausculter minutieusement le sommet du poumon, à l'examiner avec soin en recherchant le schème II, selon les règles stéthoscopiques précises formulées par M. Grancher.

FORME PSEUDO-CHLOROTIQUE

Trousseau paraît être le premier qui ait attiré l'attention des praticiens sur ce mode de début de la tuberculisation pulmonaire qui se dissimule sous les apparences d'une chloro-anémie qu'il est parfois très malaisé de distinguer de la chlorose vraie ; car il n'en est point fait mention par les auteurs qui l'on précédé.

Instruit par plusieurs exemples malheureux, Trousseau déconseillait formellement dans ces « fausses chloroses » l'emploi des préparations martiales qu'il redoutait de voir provoquer l'évolution rapide d'une maladie jusque-là somnolente et presque ignorée. « Le fer, disait-il, réveille la diathèse tuberculeuse et en favorise les manifestations »(1).

Aussi, malgré la pâleur, l'essoufflement au moindre effort, les troubles gastriques, dyspeptiques et menstruels, se préoccupait-il d'examiner avec soin l'état de l'appareil respiratoire, et le voyons-nous noter chez l'une des « fausses chlorotiques » dont l'histoire est rapportée dans ses *Cliniques;* « une inspiration faible dans l'un des sommets » et chez une autre malade « une expansion pulmonaire moins ample dans la fausse sus-épineuse droite qu'à gauche ».

Nous n'avons pas à rechercher ici ce qu'il faut penser de l'opinion de ce grand clinicien sur l'influence des préparations ferrugineuses ; l'unique notion à retirer de ce qui précède, c'est que Trousseau a, le premier, signalé qu'il faut se défier

---

(1) Trousseau. Clin. méd. de l'Hôtel-Dieu, 5e édit., 1877, p. 353, t. I.

des chloro-anémies persistantes, et que, dans bien des cas, il est légitime de suspecter sous ces aspects défavorables de l'état général l'évolution insidieuse d'un processus morbide dont l'altération de la nutrition et des forces ne sont que la manifestation primitive.

Beaucoup de ces fausses-chlorotiques ne toussent d'ailleurs point; par contre, il en est d'autres qui éprouvent une toux spasmodique, persistante, que Pidoux regardait toujours avec appréhension, ainsi qu'il en témoigne : « On rencontre un certain nombre de jeunes filles qui, à l'époque de la puberté et même plus tard, présentent à observer : une toux spasmodique, férine, fruste, dont l'éclat est métallique, sans quintes pourtant, mais d'une implacable continuité. Ces jeunes personnes sont parfois sub-chlorotiques, d'autres fois, au contraire, d'un teint trop brillant, d'un rouge un peu cru aux joues, aux lèvres, au bord libre des paupières. Il n'est pas rare que leur caractère soit trop timide et un peu bizarre. Quelques-unes, même, sans être formellement hystériques, ne laissent pas que d'offrir quelques fragments caractéristiques de cette névrose.

..... Il y a lieu de se défier des toux férines et spasmodiques opiniâtres qui désespèrent certaines jeunes filles, parce que leurs névroses, et surtout la forme névropathique de leur toux, font qu'on met trop facilement celle-ci sur le même rang que beaucoup d'autres symptômes nerveux concomitants; et qu'alors on exclut d'autant plus volontiers l'idée de tubercules pulmonaires qu'il y a entre eux et la névrose un antagonisme qui ralentit indéfiniment leur évolution. J'ajoute que le pronostic de cette toux devra être plus prudent encore, et plus réservé, en raison des difficultés quelquefois insurmontables que l'auscultation éprouve lorsqu'elle s'applique à un sommet de poumon dans lequel une toux spasmodique et un état de contraction tonique des bronches capillaires et des vésicules bronchiques elles-mêmes empêchent la production de tout bruit normal ou pathologique.

Dans ces cas, la percussion doit être pratiquée avec une grande précision, car elle est longtemps le seul moyen de se décider au milieu des incertitudes et des contradictions que présentent les autres signes » (1).

Dans une étude fort détaillée, M. le Professeur Germain Sée s'est attaché à différencier la chlorose vraie de la forme pseudo-chlorotique du début de la tuberculose pulmonaire :

« Quand la phtisie prend les apparences de la chloro-anémie, on peut la caractériser d'un seul mot : c'est une dystrophie générale, tandis que la chloro-anémie vraie porte principalement, peut-être uniquement, sur le sang ».

Il a montré que les phénomènes qui résultent de l'altération du sang (souffle vasculaire, souffle cardiaque) sont beaucoup plus marqués dans la chloro-anémie primitive ; mais que d'autre part, les phénomènes de dénutrition frappent immédiatement la phtisique alors qu'ils font défaut chez la chlorotique. Il en donne pour preuves positives : la fatigue musculaire précoce, complète ; la teinte de la peau, grisâtre, terne, comme cachectique ; l'aménorrhée définitive ; l'état fébrile et surtout l'amaigrissement qui se dessine dès le début, tandis que la chlorotique conserve ordinairement son embonpoint. « Au résumé, l'état des muscles et de la peau, les oxydations et la nutrition générales tout indique ici une déchéance immédiate qui, chez la chlorotique, ne frappe que le sang » (2).

Dans son livre, M. Grancher déclare « que les chloro-anémies persistantes sont toujours suspectes » et il rappelle à ce propos la chlorotique dont parle Trousseau.

Aussi recommande-t-il de ne jamais négliger l'examen des poumons, en pareil cas : « En fait, dit-il, depuis que j'examine les chlorotiques suivant la méthode et les règles que je vous soumets, je trouve bien souvent quelques anomalies respiratoires à l'un ou à l'autre sommet » (3).

Les chloro-anémiques chez lesquelles il constate la respi-

---

(1) Pidoux. Études générales et pratiques sur la phtisie, p. 285 et suiv.
(2) G. Sée. Phtisie bacillaire des poumons, 1884, p. 149 et 150.
(3) Grancher. Maladies de l'appareil respiratoire, p. 165.

ration rude et grave, localisée à un sommet sont, à ses yeux « en puissance de tuberculose ».

Avec la remarquable thèse récemment soutenue devant cette Faculté par notre ami le Dr Papillon (1), ancien interne de M. le Professeur Potain, dans le service duquel fut fait ce travail, la question qui nous occupe semble se présenter sous un aspect nouveau.

L'auteur expose ainsi qu'il suit le sujet de son travail : « Y a-t-il des signes nets qui permettent d'affirmer qu'une chlorotique ou chloro-anémique donnée soit en imminence ou au début de tuberculose, et ce avant l'apparition des signes stéthoscopiques classiques, et à plus forte raison avant l'apparition des bacilles de Koch dans l'expectoration... » ?

Le nombre des malades dont il a recueilli les observations et qu'il a suivis, s'élève à 245. C'est sur ce chiffre élevé d'observations que s'appuient les résultats de ses recherches : il se borne du reste, dans son ouvrage, à présenter le résumé de 25 observations des plus typiques.

Son étude très complète a porté plus particulièrement sur les antécédents héréditaires, l'habitus externe de la chlorotique à la période prétuberculeuse, les caractères du pouls et les indications de la sphygmomanométrie et de la spirométrie ainsi que sur l'examen clinique du sang au début de la tuberculose ; un court chapitre est également consacré à l'association accidentelle de la tuberculose avec la chlorose vraie.

Il existe, selon lui, des chloro-anémies symptomatiques de la tuberculose, de même qu'il y a aussi des chlorotiques vraies en apparence et qui sont au début d'une tuberculose encore latente.

Nous nous contenterons de reproduire intégralement les conclusions de cet intéressant travail :

---

(1) PAPILLON. Diagnostic précoce de la tuberculose pulmonaire en particulier chez les chlorotiques, Thèse 1897.

« Il est possible, chez les chloro-anémiques, de diagnostiquer la tuberculose pulmonaire avant l'apparition de tout signe stéthoscopique — et à plus forte raison avant l'apparition du bacille de Koch dans l'expectoration.

Ce ***diagnostic précoce*** repose sur l'habitus externe, sur la capacité respiratoire et surtout sur les caractères du pouls et de la pression artérielle.

Doit être considérée comme en voie, ou tout au moins en imminence de tuberculisation, toute chloro-anémique :

1° Dont la *corpulence* (rapport du poids exprimé en hectogrammes, à la hauteur, en centimètres) est inférieure à 3 ;

2° Dont la *capacité respiratoire* (mesurée au spiromètre) est inférieure à 3 litres pour un sujet de taille moyenne (à 2 litres et demi pour un sujet de petite taille).

3° Dont le *périmètre thoracique* est inférieur à la demi-taille.

4° Dont le *pouls* présente exactement la même fréquence, quelle que soit la position (couchée, assise ou debout) du sujet.

5° Dont la *pression artérielle* radiale est inférieure à 13 centimètres de mercure, sans qu'on puisse trouver une autre explication suffisante de ce phénomène : la principale cause d'erreur réside dans les abaissements de pression coïncidant avec les perturbations cardio-pulmonaires dues à des réflexes d'origine abdominale (en particulier gastro-intestinale) — de même qu'inversement une néphrite ou bien une complication ou une poussée fébrile intercurrentes peuvent déterminer une élévation de pression qui pourra compenser — et au delà — l'abaissement de la pression artérielle dû à l'infection tuberculeuse ».

De ce que la chloro-anémie symptomatique de tuberculose soit à peu près exclusivement observée chez les jeunes filles, il n'en faudrait pas déduire que le sexe masculin n'en présente pas d'exemples.

Rappelons-nous que la chlorose peut exister chez les jeunes garçons, de même que l'hystérie, maladie spéciale à la femme, peut être observée chez l'homme.

Pour être exceptionnels, ces faits n'en ont pas moins d'importance.

Chez un jeune homme, élimination faite du paludisme, du rhumatisme, des intoxications professionnelles rares à cet âge (saturnisme), de l'anémie du début de la syphilis ou d'un excès de travail, une chloro-anémie inexpliquée doit faire soupçonner la tuberculose, et il y a lieu de se comporter en conséquence.

Que devons-nous conclure, pour notre part, sinon qu'il nous paraît légitime d'admettre parmi les modalités cliniques du début de la tuberculose pulmonaire, cette *forme pseudo-chlorotique* dont on ne saurait nier la fréquence ; que cette forme est d'autant plus importante à bien connaître que les moyens indiqués par le Dr Papillon permettent d'ajouter encore à la précocité du diagnostic, et que ces conditions multiplient par conséquent nos chances de réussite et de succès.

FORME ADÉNOPATHIQUE

Il nous reste à envisager la forme de tuberculisation particulièrement prédominante dans le jeune âge, la forme adénopathique qui n'est en réalité que la première étape manifeste d'une infection bacillaire ayant parfois le poumon pour terme définitif.

L'affection tuberculeuse peut porter soit sur les ganglions trachéo-bronchiques, ce qui est le cas le plus fréquent, soit sur les ganglions périphériques, comme l'a montré M. Legroux, soit enfin sur les ganglions cervicaux, ainsi qu'il ressort des travaux de M. Dieulafoy sur la tuberculose larvée des trois amygdales.

La ganglionite tuberculeuse, en particulier celle des ganglions bronchiques, n'est pas une question précisément nouvelle, ainsi que l'exposé suivant permet de s'en rendre compte ; il en découle toutefois cette conclusion que les anciens auteurs considéraient cette affection comme secondaire en général à la tuberculose des poumons, et qu'à cet égard leur conviction différait de celle que les travaux modernes ont répandue dans le monde médical.

« Les glandes des scrophuleux, écrivait Bayle, sont assez souvent engorgées... Si une cause accidentelle fait périr un scrophuleux dont les glandes sont ainsi engorgées, on trouve, pour l'ordinaire, celles qui se sont tuméfiées lentement transformées en matière tuberculeuse dans toute leur étendue, ou du moins partiellement.

Il arrive assez souvent que chez des scrophuleux encore très jeunes les glandes cervicales se tuméfient ; les unes suppurent, le gonflement des autres se dissipe tout-à-fait avec le temps. Mais, chez certains individus, quelques-unes des glandes tuméfiées restent volumineuses, dures et indolentes pendant toute la vie. En examinant ces glandes après la mort de ces sujets, qui parviennent quelquefois à une vieillesse avancée, on les trouve constamment transformées, en totalité ou en grande partie, en matière tuberculeuse. Il semble que dans ce cas la glande est restée dans un état stationnaire... comme les loupes du cuir chevelu » (1).

Laënnec faisait remarquer que la tuberculose des ganglions bronchiques ne coexistait pas toujours avec la tuberculose pulmonaire : « La matière tuberculeuse (par opposition à la matière crétacée) se trouve plus fréquemment encore seule dans les glandes bronchiques, et quelquefois dans des cas où il n'y a ni tuberculose dans les poumons, ni signe d'une affection grave de ces organes. C'est surtout chez les enfants scrophuleux que ce cas se rencontre » (2).

Andral nous apprend que « la dégénération tuberculeuse des ganglions bronchiques chez les phtisiques adultes est assez rare; chez les enfants, au contraire elle est infiniment plus commune.

..... Avant la puberté, il n'est pas rare de trouver l'affection tuberculeuse beaucoup plus considérable dans les ganglions bronchiques que dans le parenchyme pulmonaire. Nous avons vu, par exemple, le médiastin postérieur rempli par d'énormes masses de ces ganglions, qui entouraient comme des chapelets la trachée-artère et ses divisions, tandis que dans le poumon nous ne trouvions que quelques tubercules miliaires entourés d'un tissu sain » (3).

Andral indique comme symptômes « permettant de soupçonner l'existence de ganglions tuberculeux », « *la dyspnée*, en

---

(1) BAYLE. Recherches sur la phtisie pulmonaire, p. 65 et 67.
(2) LAENNEC. Traité de l'auscultation médiate, p. 274.
(3) ANDRAL. Clinique médicale, p. 249.

même temps qu'une *faiblesse plus grande du bruit respiratoire d'un côté du thorax* » (1).

Cruveilher étudie la topographie des lésions ganglionnaires et s'étend longuement sur les rapports qui existent entre la tuberculisation pulmonaire et l'inflammation tuberculeuse des ganglions bronchiques.

« La phlegmasie tuberculeuse des ganglions bronchiques est une des lésions les plus constantes dans la tuberculisation pulmonaire, mais à des degrés bien divers... La tuberculisation des ganglions bronchiques ne me paraît pas en raison directe et nécessaire de la tuberculisation pulmonaire.....

Souvent la tuberculisation occupe tous les ganglions qui longent la trachée à partir de la fourchette du sternum, les bronches et leurs premières divisions qu'elles déforment en les comprimant ; elle occupe même les ganglions qui s'enfoncent dans l'épaisseur du poumon avec les premières divisions bronchiques. On trouve d'ailleurs ces ganglions à toutes les périodes de la tuberculisation.

Il est rare de voir les ganglions cervicaux prendre part à la tuberculisation pulmonaire. Lorsque cette coïncidence existe, le développement de ces ganglions a précédé les premiers symptômes de tuberculisation, et tout annonce qu'elle en est indépendante.

..... Existe-t-il des cas de tuberculisation des ganglions lymphatiques des voies aériennes sans tuberculisation pulmonaire, (phtisie glanduleuse de quelques auteurs) ?

Je suis porté à le croire, car dans un grand nombre de phtisies la tuberculisation ganglionnaire est hors de toute proportion avec la tuberculisation pulmonaire ; d'un autre côté, il est bien démontré que dans un non moins grand nombre de cas, les ganglions bronchiques ne participent que très faiblement à la tuberculisation pulmonaire, mais on les trouve toujours constamment augmentés de volume, toujours mélaniques, fournissant

---

(1) Andral. Clinique médicale, p. 252.

à la pression un suc noir plus ou moins abondant, et adhérents plus ou moins fortement aux divisions bronchiques (1).

..... Un groupe de ganglions lymphatiques peut être tuberculeux alors que l'organe d'où émanent les vaisseaux lymphatiques qui se rendent à ces ganglions est exempt de tubercules, tandis qu'à des organes tuberculeux correspondent presque toujours des ganglions tuberculeux.

Ainsi les ganglions bronchiques sont toujours plus ou moins tuberculeux dans la tuberculisation pulmonaire ; mais il existe un bon nombre d'exemples de tuberculisation considérable des ganglions bronchiques et trachéaux, sinon avec intégrité parfaite des poumons, au moins avec de simples granulations disséminées dans ces organes ; donc la phlegmasie tuberculeuse des ganglions lymphatiques et celle des organes correspondants ne sont nullement en raison directe l'une de l'autre.

On pourrait même dire que dans un grand nombre de cas la tuberculisation des ganglions bronchiques est en raison inverse du développement des tubercules dans les poumons. *Tout le travail tuberculeux semble s'être concentré dans les ganglions bronchiques et trachéaux.* Chez les enfants, on trouve assez souvent des tubercules dans les ganglions bronchiques, alors qu'on n'en rencontre nulle part ailleurs » (2).

Cruveilher avait donc bien fait observer la fréquence de cette affection dans le jeune âge ; mais on voit qu'il n'avait pas considéré l'adénopathie trachéo-bronchique comme susceptible d'aboutir à la tuberculisation pulmonaire.

Il est toutefois curieux de le voir émettre, en dernier lieu, mais sans y ajouter le moindre commentaire, la réflexion suivante : « Il est positif que chez les enfants la tuberculisation des ganglions bronchiques joue dans la phtisie pulmonaire un rôle plus considérable que chez les adultes ; ainsi, sur un enfant de 4 ans j'ai trouvé le plus grand nombre des ganglions bronchiques

---

(1) Cruveilher. Anatomie pathol. générale, p. 599.
(2) Id.. Op. cit., p. 637.

tuberculeux, sans qu'il existât un seul tubercule dans les poumons » (1).

« Chez les enfants, disait Parrot, la tuberculisation des ganglions bronchiques n'est *jamais primitive,* elle est *toujours consécutive* à la tuberculose pulmonaire ; la lésion tuberculeuse peut être insignifiante, et la lésion ganglionnaire très étendue » (2).

Williams témoigne d'une manière de voir plus rapprochée des opinions actuelles ; dans les cas de phtisie scrofuleuse qu'il étudie, il admet le mécanisme de l'infection par voie lymphatique, et il ajoute : « Les cas suivants sont groupés ensemble pour donner des exemples d'une connexion entre la consomption pulmonaire et plusieurs maladies locales que l'on considère communément comme scrofuleuses : ainsi l'engorgement glandulaire chronique, la suppuration et la caséification, les abcès lombaires et costaux, les fistules anales, l'otorrhée... Et dans tous les cas de ce genre le système lymphatique doit être regardé comme le canal convoyeur *(conveying channel)....* » (3).

Ce que nous apprennent Laënnec et Cruveilher de l'existence possible de la ganglionite tuberculeuse, sans tubercules dans les poumons, ne fait qu'affermir notre idée première.

Nous ne déclarons point que tout enfant atteint d'adénopathie est un petit tuberculeux pulmonaire : Nullement, mais nous le jugeons plus fortement menacé qu'un autre de le devenir un jour ; il est à nos yeux « *en danger de le devenir* » parce qu'il est déjà victime d'un processus morbide dont on connaît malheureusement trop la prédilection marquée pour le poumon. C'est un sujet nettement bacillisé, celui-là, puisque ses ganglions en témoignent par leur tuméfaction. Les modernes théories si ingénieuses sur les phénomènes phagocytaires confirment, du reste, notre manière de voir.

---

(1) Cruveilher. Anatomie pathologique générale. p. 639.

(2) Parrot in Dieulafoy. Manuel de pathol. interne, t. I, p. 506.

(3) Williams. Pulmonary Consumption ; Londres, 1871, p. 232.

Le bacille qui a pénétré dans l'organisme, chemine par la voie lymphatique; les ganglions, véritables forteresses avancées de l'économie, barrent la route à l'invasion bacillaire, s'opposent à sa marche en avant, et concentrent pour un temps la lutte autour de leurs ouvrages de défense.

La résistance peut équivaloir l'attaque: l'action se localise au voisinage des ganglions dont quelques-uns peuvent même tomber au pouvoir de l'ennemi, sans toutefois que celui-ci puisse pénétrer davantage, et l'invasion demeure indéfiniment limitée à la zone périganglionnaire : ainsi se trouve expliquée rationnellement, puis justifiée par les faits d'observation récente, cette remarque judicieuse de Cruveilher : *tout le travail tuberculeux semble s'être concentré dans les ganglions bronchiques et trachéaux.*

Mais il arrive, d'autre part, que l'envahisseur gagne du terrain, force les citadelles dont la résistance insuffisante n'a fait que retarder un moment sa marche; et l'on concevra sans peine alors que, s'il est vrai que la tuberculose ganglionnaire soit remarquable par la lenteur de son évolution, par sa tendance naturelle à la guérison, il est toutefois logique de considérer l'*adénopathie tuberculeuse* comme la *première étape* manifeste d'une infection bacillaire, susceptible, dans quelques cas, d'aboutir en définitive au poumon, au bout d'un temps plus ou moins long.

Pour cette raison, on voudra bien nous autoriser à ranger la forme adénopathique parmi les modalités cliniques du début de la tuberculose pulmonaire.

Nous ne nous avançons, du reste, dans cette voie, qu'appuyé sur l'opinion autorisée de M. Grancher, à qui sur ce point encore, nous sommes redevables de notions cliniques précises.

« Les adénopathies, disait M. Grancher dans une leçon clinique à l'hôpital des Enfants, en 1895, sont une forme de tuberculose très prédominante dans le jeune âge. Celles qui nous intéressent le plus sont les adénopathies trachéo-bronchiques et les adénopathies périphériques décrites sous le nom de micropolyadénopathies; elles coexistent du reste très souvent.

Je n'insiste pas sur les signes classiques de l'adénopathie trachéo-bronchique, qui, lorsqu'ils sont réunis sur un même malade ne permettent aucun doute ».

Après avoir énuméré ces signes, M. Grancher ajoute : « Je suppose un enfant n'ayant ni crises d'asthme, ni toux coqueluchoïde, ni accès de dyspnée ; mais il a des bronchites fréquentes, des congestions pulmonaires répétées, de petites poussées de pleurésie. Eh bien, lorsqu'un enfant présente sans cause évidente des troubles divers, mais se répétant très souvent, il faut penser à l'adénopathie trachéo-bronchique.

Il est rare, en effet, que cette maladie s'accompagne du cortège complet décrit par les auteurs.

...Un signe m'a quelquefois permis de faire le diagnostic de ces adénopathies en l'absence de tout autre symptôme. *C'est un affaiblissement du murmure respiratoire s'étendant à tout un côté* de la poitrine, sans aucun autre signe physique.

Voici généralement comment les choses se présentent : il s'agit d'un enfant qui s'enrhume fréquemment ; les parents disent qu'il a la poitrine grasse, et cela depuis qu'il a eu la rougeole ou la coqueluche. C'est, en effet, souvent à la suite de ces maladies que se développe la tuberculose ganglionnaire trachéo-bronchique. Vous recherchez les signes classiques de cette maladie, il peut se faire que vous ne trouviez rien, mais vous êtes surpris de rencontrer d'un côté... un affaiblissement remarquable du murmure respiratoire dans toute l'étendue du poumon. Cet affaiblissement subsiste après la toux : il n'est donc pas dû à l'obstruction partielle d'une bronche par des mucosités ; il persiste les jours suivants : il est donc la conséquence d'une cause permanente, et sans doute de la compression de la grosse bronche correspondante par un ganglion tuberculeux. Je ne connais qu'une seule lésion pouvant donner lieu aux mêmes symptômes : c'est la symphyse pleuro-viscérale totale, lorsque l'adhérence est mince. Mais cette affection est rare, et on peut dire que l'affaiblissement respiratoire que je vous signale est, sur l'enfant, presque caractéristique de l'adénopathie trachéo-bronchique. J'ajoute que toutes les fois que vous rencontrerez chez un enfant sujet à s'enrhumer, un ensemble de signes physiques pulmonaires qui vous semblent difficiles à expliquer, et mal concordant les uns avec les autres, vous devez penser à l'adénopathie trachéo-bronchique, car sa symptomatologie est vraiment polymorphe » (1).

Les ganglions périphériques peuvent, ainsi que l'a montré M. Legroux, être le siège d'une infiltration tuberculeuse latente. Ces micropolyadénopathies — c'est ainsi qu'il les désignait — se manifestent sous la forme de très nombreux petits ganglions durs et indolores, aux aines, aux aisselles, au cou, qui donnent la sensation de grains de plomb roulant sous le doigt.

« Cette polymicroadénopathie, nous dit M. Grancher, est très souvent de nature tuberculeuse, et on peut affirmer la tuberculose quand elle coïncide avec des symptômes d'adénopathie trachéo-bronchique. D'après M. Potier (thèse de Paris 1890) et M. Mirinescu (thèse de Paris 1888), la micropolyadénopathie serait dans 80 pour 100 des cas de nature tuberculeuse. Mais on peut la rencontrer aussi en dehors de la tuberculose dans la plupart des états cachectiques prolongés de l'enfance (syphilis héréditaire, troubles gastro-intestinaux répétés, convalescences pénibles de rougeole grave ou de coqueluche compliquée...)

Cette polymicroadénopathie est des plus fréquentes chez l'enfant et cela est en rapport avec la fréquence de la tuberculose à cet âge. Legroux considérait la tuberculose infantile comme tellement répandue qu'il disait que tous les enfants qu'il voyait à l'hôpital étaient tuberculeux. Sans aller jusque-là, j'estime que, dans nos salles, au moins 80 pour 100 des enfants sont tuberculeux ».

M. Hutinel a constaté aux Enfants-Assistés que chez les tout jeunes enfants, au-dessous d'un an, la tuberculose est très rare ; sa fréquence ne dépasse pas 4 à 5 pour 100.

---

(1) Grancher. *Bulletin médical*, 28 août 1895, p. 815.

Vers quatre ou cinq ans, c'est tout le contraire et M. Hutinel estime que la proportion de tuberculeux parmi les enfants réputés sains qu'on lui envoie, est de 40, 50, 60 pour 100.

« Cela ne veut pas dire, conclut M. Grancher, que tous meurent de leur tuberculose. Chez beaucoup, au contraire, la micropolyadénopathie, quoique franchement tuberculeuse, disparaît à mesure que l'enfant grandit, et beaucoup de ces enfants guérissent absolument et peuvent sans inconvénient mener la vie sociale normale.

... Il n'en est pas moins établi que la plupart des enfants atteints de polymicroadénopathie résistent et que la tuberculose ganglionnaire a une tendance naturelle à la guérison » (1).

A l'adénopathie trachéo-bronchique, aux micropolyadénopathies, il convient d'ajouter l'adénopathie cervicale que Cruveilher avait vue précéder parfois les premiers symptômes de tuberculisation pulmonaire et sur laquelle les travaux de M. Dieulafoy, concernant la tuberculose larvée des trois amygdales, ont attiré l'attention des praticiens.

Dès 1888, M. Daremberg (2) avait signalé plusieurs cas d'adénopathies tuberculeuses du cou chez des enfants atteints d'amygdalites tuberculeuses, la présence du bacille ayant été constatée dans l'enduit qui recouvrait les amygdales hypertrophiées.

En 1894, M. Lermoyez (3) avait fait ressortir la nature souvent tuberculeuse des végétations adénoïdes pharyngées.

Les expériences de M. Dieulafoy (4) ont mis en évidence la pathogénie de l'adénopathie cervicale de nature tuberculeuse et ses rapports plus ou moins lointains avec la tuberculisation pulmonaire.

---

(1) Grancher. *Bulletin médical*, p. 816.

(2) Daremberg. Congrès de la tuberculose, 1888.

(3) Lermoyez. *Société méd. des hôpitaux*, juillet 1894.

(4) Dieulafoy. Cours professé à la Faculté, 1894-1895 ; — *Académie de médecine*, 30 avril 1895.

Nous nous bornons à résumer les conclusions de l'auteur :

La tuberculose primitivement limitée aux amygdales sous l'aspect de végétations adénoïdes ou d'hypertrophie simple peut envahir les réseaux lymphatiques et les ganglions lymphatiques du cou. Il en résulte de nombreuses variétés d'adénopathies cervicales tuberculeuses, et l'infection, plus ou moins longtemps stationnaire à cette étape ganglionnaire, peut, en dernier lieu, gagner les poumons.

Hanot (1) avait également vu plusieurs fois la tuberculose pulmonaire provenir des ganglions cervicaux envahis eux-mêmes à la suite de lésions tuberculeuses bucco-pharyngées.

En raison des considérations exposées au cours de cette étude, nous croyons légitime d'admettre parmi les ***modalités cliniques du début*** de la tuberculose pulmonaire cette ***forme adénopathique,*** si fréquente dans le jeune âge et où nous avons réuni en un même cadre les trois groupes de manifestations pathologiques dont nous venons de parler.

On peut certainement nous objecter que le malade atteint d'adénopathie peut n'avoir pas une seule granulation tuberculeuse dans ses poumons : c'est très possible ; cependant, en toute justice, oserait-on l'affirmer d'une façon absolue ?

Mais, nous le répétons à dessein, l'*adénopathique n'est pas un tuberculeux* selon nous : c'est un *candidat à la tuberculose,* un candidat marqué du doigt puisqu'il est déjà *bacillisé* en un point de son économie.

Il est vrai que la tuberculose ganglionnaire est douée d'une tendance naturelle à la guérison ; cette considération, loin de ralentir notre zèle, doit singulièrement encourager nos efforts en vue d'instituer une thérapeutique énergique et raisonnée.

---

(1) Hanot. *Bulletin médical,* 26 juin 1895, p. 600.

CONCLUSIONS

Des notions de Phtisiologie générale et spéciale exposées dans cette étude, nous nous croyons en droit de dégager les conclusions suivantes :

1° Les *modalités cliniques du début* de la tuberculose pulmonaire reposent *sur le malade* et non sur la maladie, — sur le terrain et non sur la graine.

L'organisme actionné par une seule et même cause réagit différemment suivant sa résistance ou sa réceptivité.

2° Ces modalités de début se tirent de la considération du *symptôme prédominant* chez le *sujet prédisposé*.

Les plus fréquentes sont :

La forme ***irritative ou inflammatoire chronique;***
La forme ***hémoptoïque;***
La forme ***pleuro-pulmonaire;***
La forme ***pseudo-chlorotique;***
La forme ***adénopathique.***

3° Ces formes de début ne sont pas l'expression d'une altération tuberculeuse consommée; elles ne sauraient dévoiler le tubercule qui n'est pas encore constitué : elles sont la *simple manifestation de l'envahissement bacillaire*.

4° De la connaissance de ces modalités cliniques initiales découle la ***possibilité du diagnostic précoce,*** qui seul permet au médecin de formuler les indications d'une hygiène et d'une thérapeutique certainement efficaces.

INDEX BIBLIOGRAPHIQUE

AMAT. — *Bulletin général de thérap.*, n° du 23 février 1898.
AMBLER. — *New-York médical Journal,* n° du 12 février 1898.
ANDRAL. — Clinique médicale, 1840.
— Édition des œuvres de Laënnec, 1837, avec notes d'Andral.

BARTH et ROGER. — Traité pratique d'auscultation, 11e édit., 1887.
BAYLE. — Recherches sur la phtisie pulmonaire. Paris, 1810.
BOUILLAUD. — Clinique médicale de la Charité, 1837.
— Nosographie médicale, 1846.
BOURGADE. — *Archives de médecine,* 1858.
BULLETIN MENSUEL de l'Œuvre des enfants tuberculeux, déc. 1897.

CHOYAU. — Des bruits pleuraux et pulmonaires dus aux mouvements du cœur. *Thèse,* Paris, 1869.
CONGRÈS DE LA TUBERCULOSE. — Comptes-rendus des différents Congrès.
CRUVEILHER. — Anatomie pathologique générale, 1862.

DAREMBERG. — Congrès de la tuberculose, 1888.
DIEULAFOY. — Manuel de pathologie interne, 1892 et 1897.
— Communication à l'Académie de méd., 30 avril 1895.

GRANCHER. — Maladies de l'appareil respiratoire. Paris, 1890.
— Leçons cliniques in *Bulletin méd.,* juin et juillet 1895.

HAMOT. — *Archives de physiologie,* juillet 1886.
HANOT. — *Bulletin médical,* juin 1895.
HÉRARD et CORNIL. — De la phtisie pulmonaire, 1867.
HUTINEL. — Congrès de la tuberculose, 1891.

Jaccoud. — Curabilité et traitement de la phtisie pulmonaire. Paris, 1881.

— Cliniques de la Pitié, 1887-1888.

Kelsch. — Communication à l'Acad. de méd., 21 décembre 1897.

Kelsch et Vaillard. — *Archives de physiologie,* 1886.

Laennec. — Traité de l'auscultation médiate. Édit. de 1819, 1826, 1837 et 1879.

Landouzy. — *Gazette des hôpitaux,* 1884.

— Congrès de la tuberculose, 1888 et 1893.

Lermoyez. — *Société méd. des hôp.,* juillet 1894.

Leudet (de Rouen). — Communication à l'Acad. de méd., avril 1885.

Leudet (des Eaux-Bonnes). — Note pour servir à l'étude étiologique de la phtisie pulmonaire, 1889.

— Phtisie pulmonaire et bacille tuberculeux, 1893.

— Considérations sur le traitement du tuberculeux pulmonaire, 1896.

Louis. — Recherches sur la phtisie, édit. de 1843.

Neil McLean (de New-Jersey). — *Med. Record,* nº du 14 mai 1898.

Netter. — *Société méd. des hôp.,* 1891.

Nocard. — Congrès de la tuberculose.

Papillon. — Diagnostic précoce de la tuberculose pulmonaire en particulier chez les chlorotiques. *Thèse,* Paris, 1897.

Peter. — Clinique médicale, 1879.

Pidoux. — Études générales et pratiques sur la phtisie, édit. de 1874.

Potain. — Leçons de clinique médicale, inédites.

Powell. — On diseases of the Lungs and Pleurœ, including Consumption. Londres, 1886.

Queyrat. — *Société méd. des hôp.,* 1897.

Raciborski. — Précis de diagnostic. Paris, 1837.

Sée (G.). — Phtisie bacillaire des poumons. Paris, 1884.

Straus. — *Archives de méd. exp. et d'anat. pathol.,* 1er juillet 1894.

— Tuberculose et son bacille. Paris, 1895.

Straus et P. Teissier. — Congrès de la tuberculose, 1893.

Taburet. — Contribution à l'étude séméiologique de l'hémoptysie au début de la tuberculose pulmonaire. *Thèse*, Paris, 1894.

Trasbot. — Congrès de la tuberculose, 1893.

Trousseau. — Clinique méd. de l'Hôtel-Dieu, édit. de 1861 et 1877.

Vergely. — Rapport au Congrès de médecine interne de Montpellier, 12 avril 1898.

Williams. — Pulmonary Consumption. Londres, 1871.

TABLE DES MATIÈRES

CHARTRES. — IMPRIMERIE DURAND, RUE FULBERT.

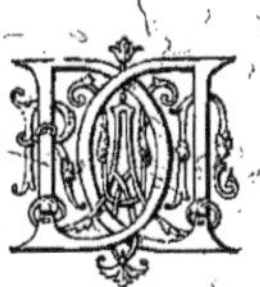

CHARTRES. — IMPRIMERIE DURAND, RUE FULBERT

www.ingramcontent.com/pod-product-compliance
Ingram Content Group UK Ltd.
Pitfield, Milton Keynes, MK11 3LW, UK
UKHW021108260726
13994UKWH00002B/790